穴位按摩

全真圖解

李志剛 主編

本書原出版者為福建科學技術出版社。繁體字版經授權由香港天地圖書有限公司在香港和澳門地區獨家出版發行。

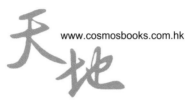

www.cosmosbooks.com.hk

書　　名	穴位按摩全真圖解	
主　　編	李志剛	
責任編輯	王穎嫻	
封面設計	郭志民	
出　　版	天地圖書有限公司	
	香港皇后大道東109-115號	
	智群商業中心15字樓（總寫字樓）	
	電話：2528 3671 傳真：2865 2609	
	香港灣仔莊士敦道30號地庫／1樓（門市部）	
	電話：2865 0708 傳真：2861 1541	
印　　刷	美雅印刷製本有限公司	
	香港九龍官塘榮業街6號海濱工業大廈4字樓A室	
	電話：2342 0109　傳真：2790 3614	
發　　行	香港聯合書刊物流有限公司	
	香港新界大埔汀麗路36號中華商務印刷大廈3字樓	
	電話：2150 2100 傳真：2407 3062	
出版日期	2019年8月 初版·香港	

（版權所有·翻印必究）
©COSMOS BOOKS LTD. 2019
ISBN：978-988-8548-25-5

前言

　　按摩療法，在中國流傳了幾千年，是我國勞動人民在長期與疾病鬥爭中逐漸總結、認識和發展起來的自然療法。在長期的認識實踐過程中，按摩療法逐漸從無意識的偶然動作演變成了為人們所熟悉運用的外治法。

　　按摩療法屬於自然綠色療法，一無污染，二無損傷，且簡便易行、平穩可靠，所以受到養生家的重視，並將其作為延年益壽的方法積累、整理、流傳下來，成為深受廣大群眾喜愛的健康養生方法，被越來越多的人認可和重視。

　　按摩療法包括經穴療法和全身按摩，通過各種手法，作用於皮膚、末梢神經、血管和肌肉等，促進血液循環和新陳代謝，對臟腑起到保健的作用，同時還可以治療一些慢性疾病，放鬆肌肉，消除疲勞，恢復人體機能。掌握了按摩療法之後，可以根據自己的身體情況靈活運用，對自身起到保健養生、防病治病的作用。

　　本書分為經絡按摩基礎課、按摩治病、按摩養生三大部份。內容通俗易懂、嚴謹科學，採用了圖文並茂的形式，有真人自助取穴圖和操作圖，解決了取穴難、找穴不準的情況，清晰地將每個穴位展現給讀者，以方便大家取穴按摩。

目錄

第 3 章

按摩養生，未病先防

第1章

祖先留給我們的
養生祛病秘方
——按摩

　　隨着人們物質生活水平的提高及人們對健康的需要，按摩也廣泛用於家庭生活中。本章重點講解了按摩基礎知識，教您如何快速準確地找準穴區，按摩手法如何操作等，讓您在家也能做自己最好的按摩師。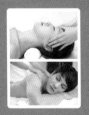

按摩穴位能夠有效祛病保健康

在防治疾病時，穴位是治療疾病的刺激點與反應點，以通其經脈，調其氣血，使陰陽歸於平衡，臟腑趨於和調，從而達到祛除病邪的目的。按摩穴位可以增強機體免疫力，防病治病，除此之外，還具有其他一系列的作用，經常按摩可以有效地改善體質、緩解病痛。臨床實踐證明：按摩有以下 5 大功效。

◎平衡陰陽，調整臟腑

陰陽失調便會引發臟腑功能的紊亂，從而導致疾病的發生。按摩能夠調整臟腑的功能，使之達到陰陽平衡。實踐證明：強而快的按摩手法能夠引起神經和肌肉的興奮；輕而緩的按摩手法則可以抑制神經、肌肉的功能活動，如果使用輕柔手法對頭部進行推抹，能夠抑制大腦皮質；如果使用較重的手法進行按揉，則可以興奮大腦皮質。血糖過高的病人，通過按摩，可以令血糖值下降；血糖過低者，經過按摩後，血糖值能夠得以升高。除此之外，按摩還可以調整血壓、心率，調節胰島素和腎上腺素的分泌等。

◎疏通經絡，調和氣血

作為運行氣血的通路，經絡內屬於臟腑，外絡於肢節，它將人體的各個部份有機地聯繫在一起。當經絡不通時，機體便會發生疾病，通過按摩，可以使經絡疏通，氣血流通，進而消除疾病。按摩還能夠延緩心肌纖維退化、擴張冠狀動脈、增加供血流量，促進血氧和營養物質的吸收，進而加強心臟功能，防治冠心病、脈管病、肌肉僵直以及手足麻木、痙攣和疼痛等。如果年過四十，還能夠每天堅持自我按摩，便可以降低血液當中的尿酸水平，防止血小板聚集，從而預防腦血栓等疾病。

◎扶正祛邪，增強體質

《素問‧邪客篇》曰：「補其不足，瀉其有餘，調其虛實，以通其道而去其邪。」自我按摩是患者通過自我刺激穴位，增強其扶正、祛邪的功能，從而促進自身的消化吸收和營養代謝，保持軟組織的彈性，提高機體抵抗力等。經常進行自我按摩能夠使蒼白、鬆弛、乾燥的面部皮膚變得紅潤並且富有彈性，令肥胖者的身體變得靈活，使瘦弱者體重增加、身體強健，使肺氣腫患者的呼吸功能得以改善，提高機體免疫能力，進而防止發病等。

◎強壯筋骨，通利關節

骨傷疾患會直接影響到運動系統功能，自我按摩能夠強健筋骨，令患者的正常功能得以恢復，令由於肌肉等軟組織痙攣、粘連而導致關節失利的患者解痙通利關節。實踐證明，在病變的關節部位進行按摩，可以促進關節滑液的代謝，增強關節囊和關節的韌性。中醫認為腎主骨，為先天之本，小兒先天不足，便容易患上佝僂病；壯年腎氣虧損，就會過早出現頸椎、腰椎骨質增生等病症。經常對腎俞、關元等穴位進行按摩，能夠補腎強骨，令全身筋骨強健、關節靈活，還可以防治上述病變。

◎活血化瘀，消腫止痛，鬆解黏連

肢體軟組織損傷之後，這個部位的毛細血管便會破裂出血，形成局部瘀血而且腫脹疼痛的現象。外傷或者出血這種局部的刺激可引起血管的痙攣。按摩能夠加速局部供血、消散瘀血、鬆解黏連、消除痙攣、恢復關節功能。如肩周炎患者經過自我按摩並配合肩關節的運動後，能夠鬆解關節周圍的黏連，消除或緩解局部疼痛。總之，按摩不僅能夠強身健體、益壽延年，還可以緩解或防治多種疾病。

簡便取穴法，教你輕鬆找到穴位

使用按摩療法，如果找對了穴位，再加上適當的手法，便可以強身健體，緩解身體的各類疾病，但如果在一竅不通或是一知半解的情況下胡亂擺弄，則往往會弄巧成拙。所以，在進行自我按摩之前，要學會如何找準穴位。

◎手指同身寸度量法

手指同身寸度量取穴法是指以患者本人的手指為標準度量取穴，是臨床取穴定位常用的方法之一。這裏所說的「寸」，與一般尺制度量單位的「寸」是有區別的，是用被取穴者的手指作尺子測量的。由於人有高矮胖瘦之分，不同的人用手指測量到的一寸也不等長。因此，測量穴位時要用被測量者的手指作為參照物，才能準確地找到穴位。

(1) 拇指同身寸：拇指指間關節的橫向寬度為 1 寸。

(2) 中指同身寸：中指中節屈曲，內側兩端紋頭之間作為 1 寸。

(3) 橫指同身寸：又稱「一夫法」，指的是食指、中指、無名指、小指併攏，以中指近端指間關節橫紋為準，四指橫向寬度為 3 寸。

另外，食指和中指二指指腹橫寬（又稱「二橫指」）為 1.5 寸。食指、中指和無名指三指指腹橫寬（又稱「三橫指」）為 2 寸。

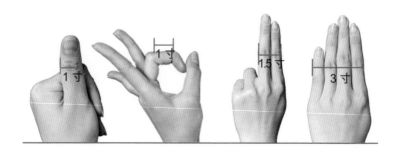

◎骨度分寸法

始見於《靈樞・骨度》篇。它是將人體的各個部位分別規定其折算長度。作為量取腧穴的標準。如眉間（印堂）到前髮際正中為 3 寸；前後髮際間為 12 寸；兩乳間為 8 寸；胸骨體下緣至臍中為 8 寸；臍孔至恥骨聯合上緣為 5 寸；腋前（後）橫紋至肘橫紋為 9 寸等。

◎標誌參照法

固定標誌：常見判別穴位的標誌有眉毛、乳頭、指甲、趾甲、腳踝等。如：神闕位於腹部臍中央；膻中位於兩乳頭中間。

動作標誌：需要作出相應的動作姿勢才能顯現的標誌，如張口取耳屏前凹陷處即為聽宮。

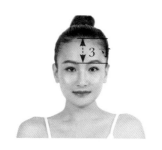

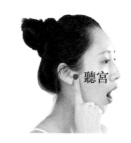

◎感知找穴法

身體感到異常，用手指壓一壓，捏一捏，摸一摸，如果有痛感、硬結、癢等感覺，或和周圍皮膚有溫度差如發涼、發燙等，那麼這個地方就是所要找的穴位。感覺疼痛的部位，可以作為阿是穴治療。阿是穴一般在病變部位附近，也可在距離病變部位較遠的地方。

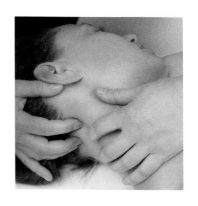

常用的基礎按摩手法

　　按摩是中醫治療疾病的手段，也是老百姓日常保健的常用手法，按摩的方法不同，其效果也不一樣。中醫按摩的原則是：實證應該按順時針方向按摩，虛證則應按逆時針方向按摩。下面為大家詳細介紹按摩的各種手法。

01 壓法

◇指壓法

以手指用力按壓穴位，還可以一邊用力，一邊順着一定的方向滑動。

◇掌壓法

以掌面為力點，來對體表的治療部位進行按壓，可以一邊用力一邊進行滑動。

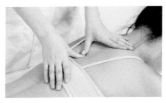

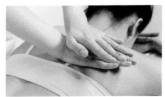

◇肘壓法

肘關節屈曲，以肘尖部為力點，對體表治療部位進行按壓。施壓的過程當中要注意壓力應平穩緩和，不可以突發暴力，肘壓力量以患者能夠忍受為原則。

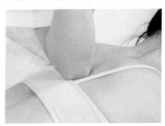

02 掐法

掐法指的是以拇指指甲，在一定的部位或穴位上用力按壓的一種手法。掐法適用於面部及四肢部位的穴位，是一種強刺激的手法，具有開竅解痙的功效。如掐人中穴，可以解救中暑及暈厥。

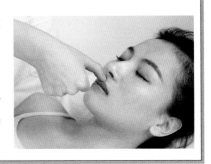

03 按法

用指、掌或肘深壓於體表一定部位或穴位，稱為按法。按法是一種較強刺激的手法，有鎮靜止痛、開通閉塞、放鬆肌肉的作用。指按法適用於全身各部位穴位；掌根按法常用於腰背及下肢部位穴位；肘按法壓力最大，多用於腰背臀部和大腿部位穴位。

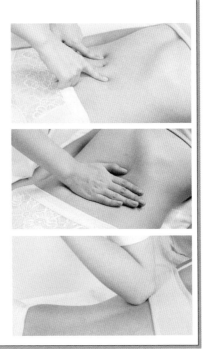

0 4 揉法

揉法指的是用指、掌、肘部吸附於機體表面某些部位或穴位，或
在反射區上做柔和緩慢地迴旋轉動或擺動，並帶動皮下組織一起
揉動的一類手法。揉法具有寬胸理氣、消積導滯、祛風散寒、舒
筋通絡、活血化瘀、消腫止痛、緩解肌肉痙攣、改善肌肉營養、
強身健體等作用。

◇單指揉法

用拇指或食指或中指指腹吸
定於機體的某些部位，或在
穴位或反射區上做迴旋地揉
動，適用於狹小部位或穴位
或反射區。

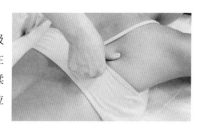

◇多指揉法

食指、中指或多指併攏，指
腹着力吸定於肌膚的某些部
位或穴位上，做腕關節連同
前臂小幅度迴旋轉動。

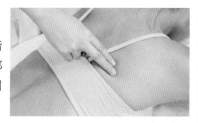

◇大魚際揉法

大魚際着力於肌膚的一定部
位上，腕部放鬆，以前臂為
支點，前臂做主動擺動，帶
動腕部做柔和緩慢地旋轉。

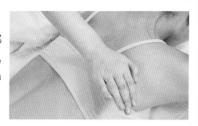

◇**掌根揉法**

以掌根部吸定於機體的某些部位或穴位上，腕部放鬆，以肘部為支點，前臂做主動擺動，帶動腕部迴旋轉動。

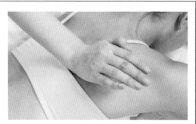

◇**掌揉法**

全掌緊貼於肌膚的某些部位上，腕部自然放鬆，以肘為支點，前臂做主動擺動，帶動腕做緩慢地迴旋轉動。

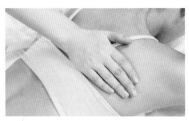

◇**肘揉法**

用肘的尺橈交界處肌肉豐滿的部位着力於機體的某些部位上，以肩為支點，上臂做主動擺動，帶動前臂做迴旋轉動。

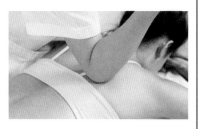

05 拿法

以拇指與其餘四指相對，握住施術部位，相對用力，做持續、有節律的提捏動作，稱為拿法。主要用於頸部、肩背部及四肢部位。在臨床應用時，拿後需配合揉摩，以緩解刺激引起的不適。

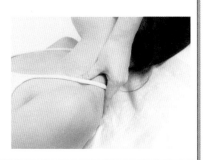

0 6 推法

用指、掌、肘後鷹嘴突起的部位着力於一定穴位或者是部位,緩緩地進行單方向的直線推動的一種手法。推法是臨床常用的手法之一,它具有理順經脈、舒筋活絡、行氣活血、消腫止痛,增強肌肉興奮性,促進血液循環等作用,適用於全身的各個部位。

◇拇指推法

以拇指指面為着力部,常用於頭面、胸腹、腰背與四肢等部位。

◇食指、中指推法

食指、中指兩指併攏,以指面為着力部,多用於特定穴位。

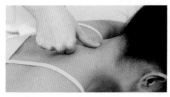
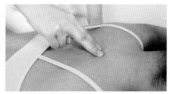
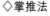

◇屈指推法

屈拇指,以指間關節突起部着力,多用於背部與下肢部。

◇掌推法

以全掌或者掌根為着力部,多用於肩背部與腰骶部。

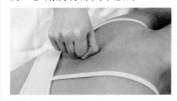
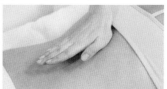

◇八字推法

以拇指指面與食指第 1 節指骨橈側面為着力部,虎口併攏或張開,並以虎口張開的程度分為小、中、大八字推法。多用於脊柱兩側,有時也可用於四肢部。

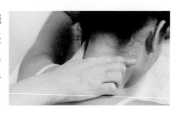

◇大魚際推法

以大魚際為着力部，多用於頭面部與胸腹部。

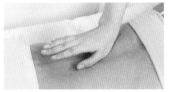

◇小魚際推法

以小魚際為着力部，多用於頭頸、肩背、腰骶部和四肢部。

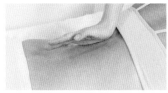

◇肘推法

以尺骨鷹嘴突起部為着力部，多用於背部、腰骶部、臀部及大腿後部。

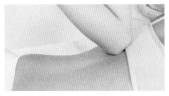

◇分推法

以兩手拇指指面自一點同時分別向左右直推，多用於頭面部、胸腹部、腰背部等。

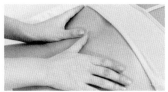

◇拳推法

以拳面近指關節為着力部，多用於背部、腰骶部及大腿後部。

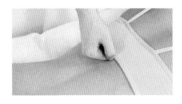

07 拍法

用虛掌或拍子，拍打體表部位的一種手法，稱為拍法，又稱拍打法。拍打法在臨床上較為常用，多作為治療的輔助手法。可用於全身各部，但是胸腹部卻極少應用，常用於肩背部、腰骶部、臀部及大腿部，具有疏經活絡、調和氣血、緩解痙攣、消除疲乏等作用。

◇掌拍法

以虛掌拍之，常用於肩背部、腰骶部及臀部。

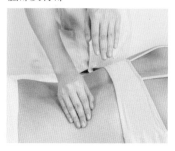

08 提拿法

提拿法指的是用拇指或其餘四指，或用雙手分置於患部肌肉或肌腱上，用力向上提起並進行節律性提拿的方法。提拿法能夠通經活絡、增強肌力、解除疲勞。適應於腹部、腰背部以及四肢部的按摩。

◇單手提拿法

用拇指或其餘四指，置於患部肌肉或肌腱上用力向上提起並進行節律性提拿。

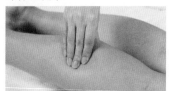

◇雙手提拿法

雙手分置於患部肌肉或肌腱上，用拇指和其餘四指用力向上提起並進行節律性提拿。

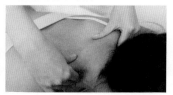

09 捏法

捏法就是用拇指、食指和中指相對用力，提捏身體某一部位的皮膚和肌肉。捏法適用於頭部、頸部、四肢部和脊背部。

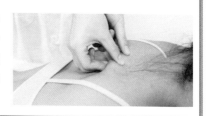

10 按揉法

按揉法指的是用指腹和掌根置於一定的部位上進行短時間的按壓，再做旋轉揉動或邊按邊揉。適用於全身各個部位的按摩。

◇拇指按揉法

以拇指指腹置於一定部位上進行短時間的按壓，再旋轉揉動。

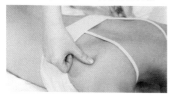

◇多指按揉法

以多指指腹置於一定部位上進行短時間的按壓，再旋轉揉動。

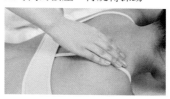

◇魚際按揉法

用大魚際或小魚際置於身體上進行短時間的按壓，再旋轉揉動。

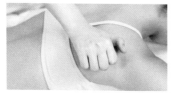

◇掌根按揉法

用手掌根部置於施術部位上進行短時間的按壓，再旋轉揉動。

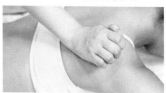

按摩的適應證和禁忌證

　　按摩治療的範圍很廣,在內科、婦科、兒科、五官科以及保健美容方面都可以適用,尤其是對於慢性病、功能性疾病療效較好。但是也有一些病症是不適合通過按摩來進行治療的。通過長期的臨床實踐得出按摩有以下適應證和禁忌證。

◎按摩適應證

　　(1) 外科:如上肢部疾患 (肩周炎、肱骨外上踝炎、腕關節扭傷、腱鞘炎等) ,脊柱損傷 (落枕、頸椎病、急性腰扭傷、慢性腰肌勞損、腰椎間盤突出症) ,下肢部疾患 (膝關節骨性關節炎、踝關節扭傷、跟痛症) 等。

　　(2) 內科:治療範圍包括心腦血管系統病症 (頭痛、心絞痛、神經衰弱、腦卒中後遺症等) ,消化系統病症 (胃痛、腹脹、腹痛、食慾不振、洩瀉、便秘等) ,肝膽疾患 (脅痛、肝脾腫大等) ,其他病症 (口眼歪斜、近視、焦慮症、抑鬱症等) 。

　　(3) 婦科:包括月經病 (月經不調、痛經) ,帶下病,產後病 (產後缺乳、乳腺炎等) ,婦科雜症 (乳腺增生、更年期綜合徵) 等。

　　(4) 兒科:包括感冒、發熱、咳嗽、厭食、疳積、嘔吐、腹瀉、便秘、遺尿、夜啼、肌性斜頸、多動症等。

　　另外,其他方面的疾病也適合用按摩方法進行治療,如男科疾病、五官科疾病等。

◎按摩禁忌證

（1）腦部出現腦栓塞和處於急性發作期的腦出血患者，以及各種惡性腫瘤患者都禁止按摩頭部。

（2）出現了皮膚破潰或者是患有妨礙按摩施術的皮膚病，如膿腫、濕疹、風疹、癬、潰瘍性皮膚病、燙傷以及燒傷等，都要禁用或者是慎用按摩。

（3）傷寒、乙腦、流腦、霍亂、梅毒、淋病、艾滋病、腦膜炎、白喉、痢疾以及其他急性傳染病的病人，不宜按摩。

（4）對皮膚常有瘀斑的血小板減少性紫癜或過敏性紫癜患者、皮膚容易出血的血友病患者禁用按摩。

（5）對於患有診斷不明的急性頸部脊椎損傷伴有脊髓症狀的患者應該禁用按摩，要及時送醫治療，以免延誤病情。

（6）對於癌症、惡性貧血、久病體弱而又極度消瘦的患者要禁用按摩。

（7）帶有開放性損傷，施用血管、神經吻合術的患者，都應該禁用按摩。

（8）處於特殊生理期，如月經期和懷孕期的婦女，均不宜按摩。

（9）年老體弱、久病氣虛等體質虛弱，甚至連輕微按摩手法都無法承受的患者，應該慎用或者是禁用按摩手法進行操作。

（10）各種中毒，如食物中毒、藥物中毒、煤氣中毒、毒蛇咬傷、狂犬咬傷等，不宜按摩。

（11）嚴重器官功能衰竭，如腎衰竭、心力衰竭和肝壞死等患者，不宜按摩。

（12）急性高熱病症，不宜按摩。

按摩穴位時應遵循 5 個原則

對不同的穴位進行按摩的時候，力度和速度也是各不相同的，大體上要遵循以下這幾個原則。

◎先輕後重

在對身體進行按摩的時候，一定要注意先輕後重，這樣才能夠讓身體有一個適應的過程。人的承受能力是不同的，用這種方法來測試身體的忍耐力能很好地確定按摩力度的極限。

◎宜慢不宜快

按摩穴位時，要注意保持一個柔和的速度，力度要均勻，太快就會顯得生硬粗暴，甚至還會產生不良反應。

◎胖人用力要略重

胖人的脂肪層較厚，所以對於外來的壓力會有一定的緩衝力，胖人在進行自我按摩的時候，只有用力略重才能夠起到治療的效果。

◎力度要適中

開始按摩的時候，用力要輕，然後再逐步加大力量。不同的身體部位要使用不同的力度，如腰部、臀部、腿部力度可大；胸前、腹部力度適中；臉部要略微輕柔，但也不能太輕；腎部不能拍打、擊打。另外，年輕人力度可大些，老人、小孩力度要減小。

◎按揉頭部穴位時力量要把握好

頭部的肌肉都很薄弱，感覺也比較敏感，所以在對頭部進行按摩的時候，注意用力一定要輕，但是太輕，以至於沒有感覺的話也是起不到治療的效果的。而按摩那些肌肉豐厚的臀部、四肢部位時，則要進行深按、重按。

按摩時出現不良反應如何處理

按摩簡便、安全、舒適，易被人接受。但如果對按摩方法、部位等不加以注意，在按壓經穴進行按摩治療的過程中，有時候會出現一些不良反應，如暈厥、疼痛加重等。因此，在按摩前一定要做好準備工作，然後根據需要制定正確的按摩方案，認真細緻地操作。常見的按摩異常反應有以下幾種。

◎暈厥

在按摩的過程中，有的人由於精神緊張或體質特別虛弱或過度勞累、飢餓，或手法過重、過強，可能會突然出現頭暈目眩、心慌氣短、胸悶、泛嘔，嚴重者四肢厥冷、出冷汗，甚至出現暈倒等現象。這時候，應該立即停止按摩，患者取頭稍低位，輕者靜臥片刻或服溫開水或糖水後即可恢復，重者可配合掐按人中、老龍、十宣或送醫就診。

◎皮膚破損

有的人在接受按摩的過程中，局部出現皮膚發紅、疼痛、破裂等現象。這時應該立即停止按摩治療，同時做好皮膚的消毒和保護，防止感染的發生。

◎皮下出血

由於按摩手法過重，或時間過長，或本身有血小板減少症，或老年性毛細血管脆性增加，在按摩部位可出現皮下出血。這種現象如果在局部出現，一般不必處理，若局部青紫嚴重，待出血停止後可用緩摩法消腫散瘀。

◎疼痛加重

對腰痛、腿痛、背痛等症狀，如果按壓手法過重，或第一次按壓，有可能疼痛反而加重，一般情況下，痛感會在一兩天後消失，原來的病症也有可能一起消失。當然，手法應盡量輕柔和緩，以自己感覺能夠承受的力度為宜，特別是腰的腎臟解剖部位，切忌用蠻力進行按壓。

◎岔氣與肌肉損傷

體位不舒適，按壓用力過猛，患者肌肉緊張也都可能造成肌肉損傷或者是岔氣。當出現岔氣時，要請人配合自己的呼吸對上肢進行牽拉，或者是推壓後背以減輕痛感。對於肌肉皮膚損傷，可用紅花油輕塗血瘀處一兩次即可。

◎疲乏

有的人在按摩治療後會產生疲倦，其實這是人疲倦的自我調節，也說明按摩是作為一種外力介入的瀉法。按摩療程結束後要多喝水，休息片刻後即可恢復，亦可配合頭面部手法操作，如推抹前額，刮眼眶，按揉太陽、風池，以及肩井等緩解疲乏現象。

◎燙傷

由於熱敷不當，局部出現水疱而發生局部燙傷。這時應該立即停止熱敷，輕者塗抹油劑，重者用無菌注射器抽出水疱內的液體（不必剪去表皮）。

◎骨折

由於手法過重或過於粗暴導致骨折，應該立即停止按摩，按骨折處理原則及時整復固定。

按摩治療時，用力要先輕後重，不要用蠻力、暴力隨意重壓猛拍，應按照規範動作的要求，這樣才能避免不良反應的出現。

第2章

按摩祛病
保健康

現實生活中昂貴的醫療費用已超出了普通人群常見病和多發病的治療需要，再加之繁瑣、費時地往返於醫院與家裏，也給人們造成了不少不便與困擾。按摩療法以其簡單便捷、經濟有效、親近自然等特點，逐步成為個人、家庭治病祛疾的首選療法。

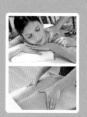

⑥ 呼吸系統疾病

感冒

感冒，中醫稱「傷風」，是一種由多種病毒引起的呼吸道常見病。感冒一般分為風寒感冒和風熱感冒。風寒感冒起病急、發熱輕、惡寒重、頭痛、周身酸痛、無汗、流清涕、咳嗽吐清痰等。風熱感冒主要症狀為發熱重、惡寒輕、流黃涕、咳吐黃痰、口渴、咽痛、大便乾、小便黃、扁桃體腫大等。

特效穴位 　1. 風池　　2. 迎香　　3. 合谷
另外加上揉按攢竹（見 066 頁）效果會更佳。

風池 　祛風散寒、宣肺解表

定位▶ 位於項部，當枕骨之下，與風府相平，胸鎖乳突肌與斜方肌上端之間的凹陷處。

按摩▶ 用拇指和食指、中指相對成鉗形拿捏風池穴。呼氣時默念「1、2、3」，力度加重；吸氣時默念「4、5、6」，手指放鬆。

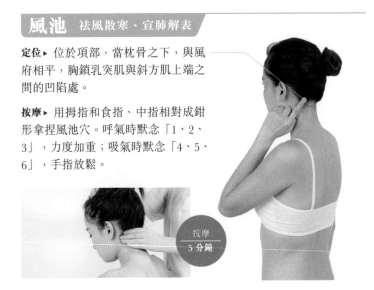

按摩
5 分鐘

迎香　宣肺通竅

定位▸ 位於鼻翼外緣中點旁，當鼻唇溝中。

按摩▸ 用雙手食指指腹點按兩側迎香穴。呼氣時默念「1、2、3」，力度加重；吸氣時默念「4、5、6」，手指放鬆。

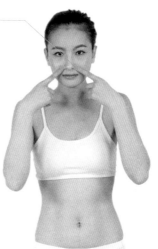

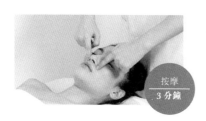

按摩
3分鐘

合谷　祛風消暑、解表清熱

定位▸ 位於手背，第一、第二掌骨間，當第二掌骨橈側的中點處。

按摩▸ 以拇指和食指兩指相對置於合谷穴處，用掐法掐按合谷穴。呼氣時默念「1、2、3」，力度加重；吸氣時默念「4、5、6」，手指放鬆。

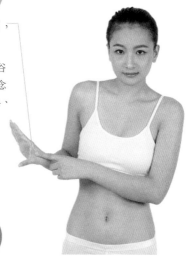

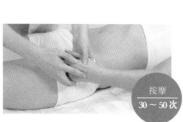

按摩
30～50次

發熱

發熱是指體溫高出正常標準。中醫認為，發熱分外感發熱和內傷發熱。外感發熱見於感冒、傷寒、瘟疫等病症。內傷發熱有陰虛發熱、陽虛發熱、血虛發熱、氣虛發熱等。西醫認為常見的發熱激活物有來自體外的外致熱原，如細菌、病毒、真菌、瘧原蟲等。因此感冒、炎症、癌症等均可引起發熱。

特效穴位　1.上星　2.太陽　3.風門
另外加上揉按印堂（見035頁）、風池（見038頁）、大椎（見087頁）效果會更佳。

上星　熄風清熱、寧神通鼻

定位▶ 位於頭部，當前髮際正中直上1寸。

按摩▶ 用拇指揉按上星穴，以局部皮膚有酸脹感為度。呼氣時默念「1、2、3」，力度加重；吸氣時默念「4、5、6」，手指放鬆。

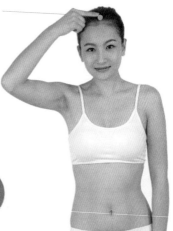

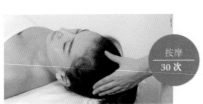

按摩
30次

太陽　通絡祛風、解表止痛

定位▸ 位於顳部，當眉梢與目外眥之間，向後約一橫指的凹陷處。

按摩▸ 用拇指指腹按揉太陽穴，改善腦部血液循環，減輕不適感。呼氣時默念「1、2、3」，力度加重；吸氣時默念「4、5、6」，手指放鬆。

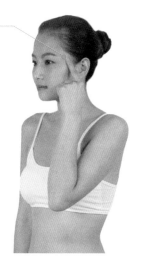

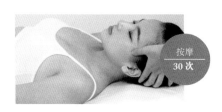

按摩
30 次

風門　宣通肺氣、清熱止痛

定位▸ 位於背部，當第二胸椎棘突下，旁開 1.5 寸。

按摩▸ 用掌根或大魚際揉按風門穴至有熱感，以局部皮膚有酸脹感為度。呼氣時默念「1、2、3」，力度加重；吸氣時默念「4、5、6」，手指放鬆。

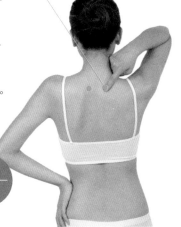

按摩
100 次

咳嗽

咳嗽是呼吸系統疾病的主要症狀，中醫認為咳嗽是因外感六淫，影響於肺所致的有聲有痰之症。咳嗽的原因有上呼吸道感染、支氣管炎、肺炎、喉炎等。咳嗽的主要症狀：痰多色稀白或痰色黃稠、量少，喉間有痰聲，似水笛哮鳴音，易咳出，喉癢欲咳等。在治療同時，通過刺激穴位也可以緩解或治療咳嗽。

特效穴位 1. 定喘　2. 肺俞　3. 膻中
另外加上揉按大椎（見087頁）、太陽（見023頁）效果會更好。

定喘　止咳平喘

定位▶ 位於背部，當第七頸椎棘突下，旁開0.5寸。

按摩▶ 食指、中指併攏，指面附着在定喘穴上，環形有規律地按揉。呼氣時默念「1、2、3」，力度加重；吸氣時默念「4、5、6」，手指放鬆。

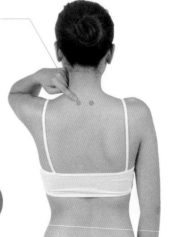

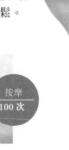

按摩
100次

肺俞　調補肺氣、宣肺化痰

定位▶ 位於背部，當第三胸椎棘突下，旁開 1.5 寸。

按摩▶ 將食指緊併於中指，手指前端放於肺俞穴上環形按揉。呼氣時默念「1、2、3」，力度加重；吸氣時默念「4、5、6」，手指放鬆。

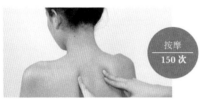

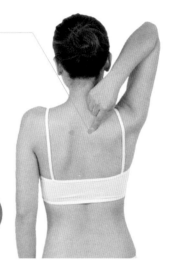

按摩
150 次

膻中　袪邪止咳、清肺寬胸

定位▶ 位於胸部，當前正中線上，平第四肋間，兩乳頭連線的中點。

按摩▶ 將食指、中指、無名指併攏，三指指腹放於膻中穴上按揉。呼氣時默念「1、2、3」，力度加重；吸氣時默念「4、5、6」，手指放鬆。

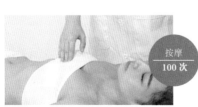

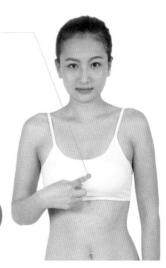

按摩
100 次

肺炎

肺炎是指終末氣道、肺泡和肺間質等組織病變所發生的炎症。主要臨床表現為寒戰、高熱、咳嗽、咳痰，深呼吸和咳嗽時，有少量痰或大量的痰，部份患者可伴胸痛或呼吸困難，病情嚴重者可併發肺水腫、敗血症、感染性休克、支氣管擴張等疾病。本病起病急，自然病程是 7 ～ 10 天。多繼發於流感、麻疹、百日咳等急性傳染病，以冬春兩季多見。

特效穴位　1. 天突　2. 膻中　3. 中府

天突　理氣平喘

定位▸ 位於頸部，當前正中線上，胸骨上窩中央。

按摩▸ 將右手食指、中指併攏，其餘三指彎曲握拳，用指腹環形按揉天突穴，力度輕柔。呼氣時默念「1、2、3」，力度加重；吸氣時默念「4、5、6」，手指放鬆。

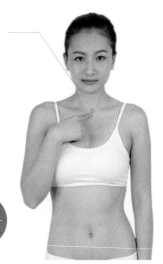

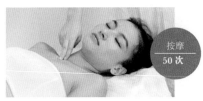

按摩
50 次

膻中　祛邪止咳、清肺寬胸

定位▶ 位於胸部，當前正中線上，平第四肋間，兩乳頭連線的中點。

按摩▶ 用手掌大魚際或掌根貼於膻中穴，逆時針揉按，以有脹痛感為宜。呼氣時默念「1、2、3」，力度加重；吸氣時默念「4、5、6」，按揉放鬆。

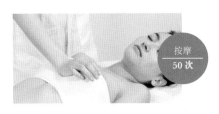

按摩
50 次

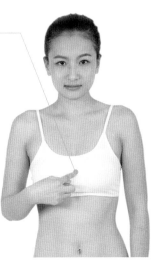

中府　清瀉肺熱、止咳平喘

定位▶ 位於胸前壁的外上方，雲門下1寸，平第一肋間隙，距前正中線6寸。

按摩▶ 先用食指和中指指腹點按中府穴，然後向外揉按，以有酸脹感為宜。呼氣時默念「1、2、3」，挺胸，力度加重；吸氣時默念「4、5、6」，手指放鬆，復位。

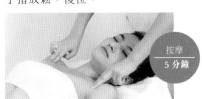

按摩
5 分鐘

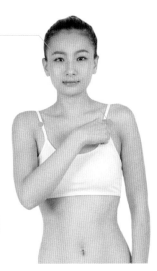

支氣管炎

支氣管炎是指氣管、支氣管黏膜及其周圍組織的慢性非特異性炎症，臨床上以長期咳嗽、咳痰、喘息以及反覆呼吸道感染為特徵。部份患者起病之前先有急性上呼吸道感染，如急性咽喉炎、感冒等。當合併呼吸道感染時，細支氣管黏膜充血水腫，痰液阻塞及支氣管管腔狹窄，可產生氣喘（喘息）的症狀。

特效穴位
1. 中府　2. 尺澤　3. 湧泉
另外加上按揉列缺（見 037 頁）、豐隆（見 131 頁）、肺俞（見 025 頁）、膻中（見 025 頁）效果更佳。

中府　清瀉肺熱、止咳平喘

定位▸ 位於胸前壁的外上方，雲門下 1 寸，平第一肋間隙，距前正中線 6 寸。

按摩▸ 將雙手拇指指腹放在兩側中府穴上，適當用力按揉，以有酸脹感為佳。以「1、2、3、4、5、6」的節奏做環形揉按。

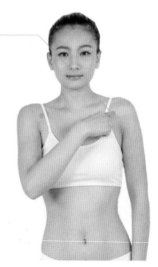

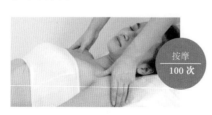

按摩
100 次

尺澤　清肺熱、平咳喘

定位▶ 位於肘橫紋中，肱二頭肌腱橈側凹陷處。

按摩▶ 將拇指指腹放在尺澤穴上，適當用力揉按，以有酸脹感為佳，雙手交替進行。呼氣時默念「1、2、3」，力度加重；吸氣時默念「4、5、6」，手指放鬆。

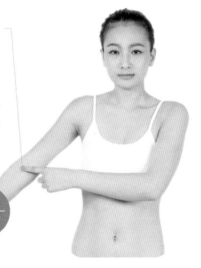

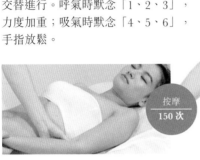

按摩
150 次

湧泉　散熱、利咽、清頭目

定位▶ 位於足底部，蜷足時足前部凹陷處，約當足底二、三趾趾縫紋頭端與足跟連線的前 1/3 與後 2/3 交點上。

按摩▶ 四指併攏按在湧泉穴上反覆搓擦，以足心發熱為佳。呼氣時默念「1、2、3」，力度加重；吸氣時默念「4、5、6」，手指放鬆。

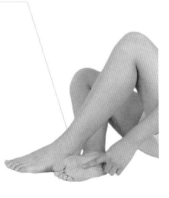

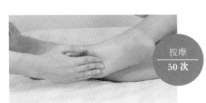

按摩
50 次

哮喘

哮喘是指喘息、氣促、咳嗽、胸悶等症狀突然發生，或原有症狀急劇加重，常有呼吸困難，以呼氣量降低為其發病特徵，這些症狀經常在患者接觸煙霧、香水、油漆、灰塵、寵物、花粉等刺激性氣體或變應原之後發作，夜間和（或）清晨症狀也容易發生或加劇，由接觸刺激物或呼吸道感染所誘發。

特效穴位　1. 天突　2. 曲池　3. 內關
另外加上揉按列缺（見 037 頁）效果會更佳。

天突　理氣平喘

定位▶ 位於頸部，當前正中線上，胸骨上窩中央。

按摩▶ 將食指與中指併攏，兩指指尖放於天突穴處環形按揉，力度輕柔，速度適中。呼氣時默念「1、2、3」，力度加重；吸氣時默念「4、5、6」，手指放鬆。

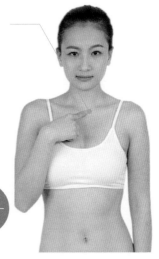

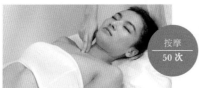

按摩
50 次

曲池 清熱化痰、祛邪利肺

定位▸ 位於肘橫紋外側端，屈肘，當尺澤與肱骨外上髁連線中點。

按摩▸ 將拇指指腹放於患者兩側手臂前，揉按曲池穴，以局部有酸痛感為宜。呼氣時默念「1、2、3」，力度加重；吸氣時默念「4、5、6」，手指放鬆。

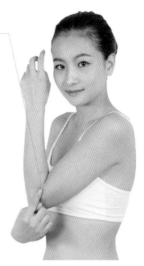

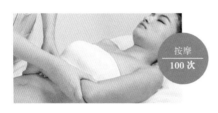

按摩
100 次

內關 補益心氣、振陽平喘

定位▸ 位於前臂正中，腕橫紋上 2 寸，在橈側腕屈肌腱與掌長肌腱之間。

按摩▸ 用拇指指腹揉按內關穴，以局部皮膚潮紅發熱為佳。呼氣時默念「1、2、3」，力度加重；吸氣時默念「4、5、6」，手指放鬆。

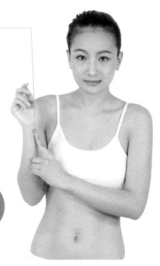

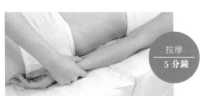

按摩
5 分鐘

胸膜炎

胸膜炎又稱「肋膜炎」，主要臨床表現為胸痛、咳嗽、胸悶、氣急，重則呼吸困難。感染性胸膜炎或胸腔積液繼發感染時，可有惡寒、發熱。胸膜炎由不同病因所致，伴有各疾病的臨床表現。胸痛伴有劇烈咳嗽者可實施熱濕敷緩解疼痛，伴有咯血時可用冷濕敷。因胸痛而影響呼吸者，可用繃帶固定，限制胸廓活動度。

特效穴位　　1. 或中　2. 膺窗　3. 郄門

或中　寬胸理氣、止咳化痰

定位▶ 位於胸部，當第一肋間隙，前正中線旁開 2 寸。

按摩▶ 用雙手食指指腹按壓或中穴，先以順時針的方向揉按，再以逆時針的方向揉按，做環狀運動。呼氣時默念「1、2、3」，力度加重；吸氣時默念「4、5、6」，手指放鬆。

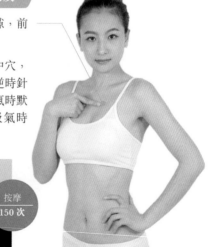

按摩
150 次

膺窗 宣肺止咳

定位▶ 位於胸部，當第三肋間隙，距前正中線 4 寸。

按摩▶ 用拇指指腹揉按膺窗穴，揉按過程中以有酸麻脹痛感為度。呼氣時默念「1、2、3」，力度加重；吸氣時默念「4、5、6」，手指放鬆。

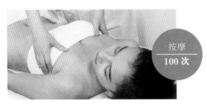

按摩
100 次

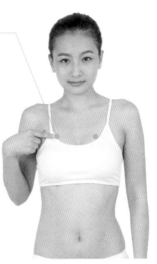

郄門 清營止血、安神

定位▶ 位於前臂掌側，當曲澤與大陵的連線上，腕橫紋上 5 寸。

按摩▶ 用拇指指腹揉按郄門穴，以局部潮紅發熱為度。呼氣時默念「1、2、3」，力度加重；吸氣時默念「4、5、6」，手指放鬆。

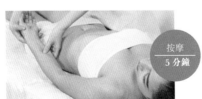

按摩
5 分鐘

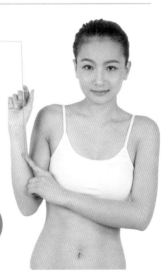

空調病

空調病又稱「空調綜合徵」，指長時間在空調環境下工作學習的人，因空氣不流通，環境不佳，出現鼻塞、頭昏、打噴嚏、乏力、記憶力減退等症狀，一般表現為疲乏無力、四肢肌肉關節酸痛、頭痛、腰痛，嚴重者可引起口眼歪斜。老人、兒童的身體抵抗力低下，空調冷氣最容易攻破他們的呼吸道防線。

特效穴位　1.百會　2.印堂　3.太陽

百會　升陽舉陷、提神醒腦

定位▶ 位於頭部，當前髮際正中直上5寸，或兩耳尖連線的中點處。

按摩▶ 用食指、中指、無名指指腹輕按百會穴，先以順時針的方向揉按，再以逆時針的方向揉按。呼氣時默念「1、2、3」，力度加重；吸氣時默念「4、5、6」，手指放鬆。

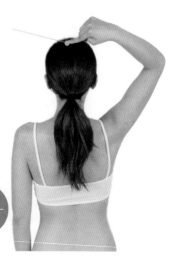

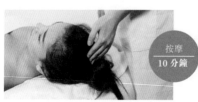

按摩
10分鐘

印堂 鎮靜安神、醒腦開竅

定位▶ 位於額部，當兩眉頭之中間。

按摩▶ 將食指、中指、無名指指腹點按在印堂穴上，以順時針的方向做迴旋動作，以皮膚潮紅為度。呼氣時默念「1、2、3」，力度加重；吸氣時默念「4、5、6」，手指放鬆。

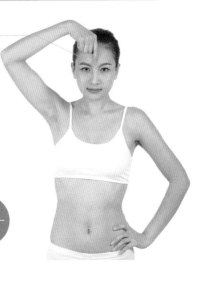

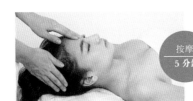

按摩
5分鐘

太陽 安神定志、通絡止痛

定位▶ 位於顳部，當眉梢與目外眥之間，向後約一橫指的凹陷處。

按摩▶ 先用兩手拇指指腹順時針揉按太陽穴，再用手指平伏按於太陽穴上，以均衡的壓力抹向耳際。呼氣時默念「1、2、3」，力度加重；吸氣時默念「4、5、6」，手指放鬆。

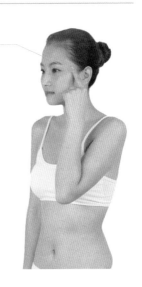

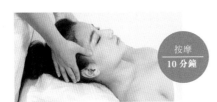

按摩
10分鐘

⑥ 心腦血管疾病

頭痛

頭痛是臨床常見的病症。痛感有輕有重，疼痛時間有長有短，形式也多種多樣。常見的症狀有脹痛、悶痛、撕裂樣痛、針刺樣痛，部份伴有血管搏動感及頭部緊箍感，以及發熱、惡心、嘔吐、頭暈、食慾不振、肢體困重等症狀。頭痛的發病原因繁多，如神經痛、顱內病變、腦血管疾病、五官疾病等均可導致頭痛。

特效穴位　1. 頭維　2. 印堂　3. 列缺

頭維　行氣止痛、活血通絡

定位▸ 位於頭側部，當額角髮際上 0.5 寸，頭正中線旁 4.5 寸。

按摩▸ 用拇指指尖分別放於兩側頭維穴上，其餘四指附於同側腦部，力度由輕漸重。呼氣時默念「1、2、3」，力度加重；吸氣時默念「4、5、6」，手指放鬆。

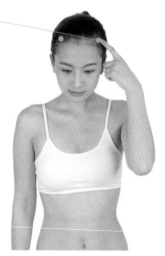

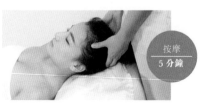

按摩
5 分鐘

印堂 舒經活絡、通行氣血

定位▶ 位於額部，當兩眉頭之中間。

按摩▶ 將拇指指腹放於印堂穴上揉按，再用雙手按梳頭的順序撫摸整個頭部，以皮膚潮紅發熱為度。呼氣時默念「1、2、3」，力度加重；吸氣時默念「4、5、6」，手指放鬆。

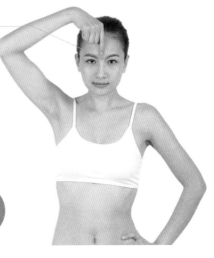

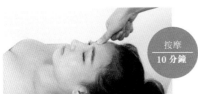

按摩
10分鐘

列缺 解表袪風止痛

定位▶ 位於前臂橈側緣，橈骨莖突上方，腕橫紋上 1.5 寸。

按摩▶ 將拇指指腹放於列缺穴上揉按，雙手其餘四指附於患者的手臂上，力度適中。呼氣時默念「1、2、3」，力度加重；吸氣時默念「4、5、6」，手指放鬆。

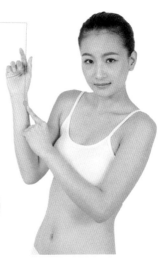

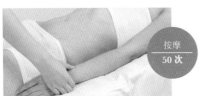

按摩
50次

偏頭痛

偏頭痛是臨床最常見的原發性頭痛類型，是一種常見的慢性神經血管性疾病。臨床以發作性中重度搏動樣頭痛為主要表現，頭痛多為偏側，可伴有惡心、嘔吐等症狀，多起病於兒童和青春期，中青年期達發病高峰，常有遺傳背景。另外一些環境和精神因素如緊張、過勞、情緒激動、睡眠過度均可導致偏頭痛。

特效穴位　1. 風池　2. 上星　3. 太陽
另外加上按揉頭維（見036頁）、百會（見052頁）效果會更佳。

風池　祛風解表、舒經通絡

定位▶ 位於項部，當枕骨之下，與風府相平，胸鎖乳突肌與斜方肌上端之間的凹陷處。

按摩▶ 用拇指與食指、中指相對捏住風池穴，手法採用一上一下、一緊一鬆的方式拿捏，力度適中，以局部有酸脹痛感為宜。

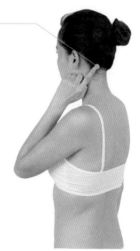

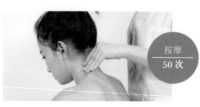

按摩
50次

上星 舒經通絡、行氣活血

定位▶ 位於頭部,當前髮際正中直上
1寸。

按摩▶ 將兩手五指分開,由前髮際分
別向後髮際抹動,如十指梳頭狀,手
法輕重以舒適為佳。呼氣時默念「1、
2、3」,力度加重;吸氣時默念「4、
5、6」,手指放鬆。

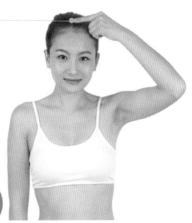

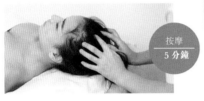

按摩
5分鐘

太陽 疏經活絡、通行氣血

定位▶ 位於顳部,當眉梢與目外眥之
間,向後約一橫指的凹陷處。

按摩▶ 將雙手掌根貼於太陽穴,患者
雙目自然閉合,做輕緩平和的揉動。
呼氣時默念「1、2、3」,力度加重;
吸氣時默念「4、5、6」,手指放鬆。

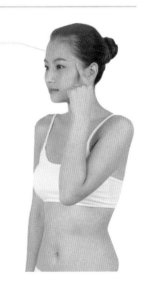

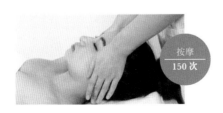

按摩
150次

高血壓

高血壓是以動脈血壓升高為主要臨床表現的慢性全身性血管性疾病，血壓高於 140/90 毫米汞柱即可診斷為高血壓。本病早期無明顯症狀，部份患者會出現頭暈、頭痛、心悸、失眠、耳鳴、乏力、顏面潮紅或肢體麻木等不適表現。中醫認為本病多因精神過度緊張、飲酒過度、嗜食肥甘厚味等所致。

特效穴位　　1. 曲池　2. 太陽　3. 湧泉
再加上按揉百會（見 052 頁）效果更佳。

曲池　清瀉陽明、理氣降壓

定位▶ 位於肘橫紋外側端，屈肘，當尺澤與肱骨外上髁連線中點。

按摩▶ 將拇指指尖放於曲池穴上由輕到重揉按，以局部有酸脹感為宜。呼氣時默念「1、2、3」，力度加重；吸氣時默念「4、5、6」，手指放鬆。

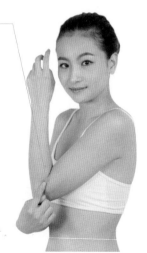

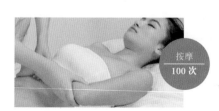

按摩
100 次

太陽　清理頭目、降壓止痛

定位▸ 位於顳部，當眉梢與目外眥之間，向後約一橫指的凹陷處。

按摩▸ 將兩手大拇指指尖分別放於兩側太陽穴上，力度由輕漸重揉按。呼氣時默念「1、2、3」，力度加重；吸氣時默念「4、5、6」，手指放鬆。

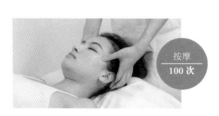

按摩
100 次

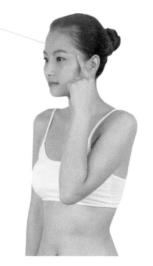

湧泉　調補陰陽、清利頭目

定位▸ 位於足底部，第二、第三趾趾縫紋頭端與足跟連線的前 1/3 處。

按摩▸ 用手掌搓擦湧泉穴，再屈伸雙腳趾數次，然後靜坐。搓擦穴位操作中，呼氣時默念「1、2、3」，力度加重；吸氣時默念「4、5、6」，手指放鬆。

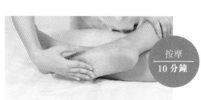

按摩
10 分鐘

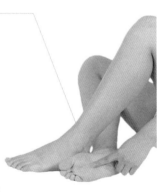

低血壓

低血壓指血壓降低引起的一系列症狀，部份人群無明顯症狀，病情輕微者可有頭暈、頭痛、食慾不振、疲勞、臉色蒼白等，嚴重者會出現直立性眩暈、四肢冰涼、心律失常等症狀。這些症狀主要因血壓下降，血液循環緩慢，影響組織細胞氧氣和營養的供應引起的。西醫診斷低血壓的標準為：血壓值小於 90/60 毫米汞柱。

特效穴位	1. 百會　2. 足三里　3. 陰陵泉 另外加上按揉合谷（見 061 頁）、曲池（見 040 頁）、太溪（見 111 頁）效果會更佳。

百會　補氣升陽、升高血壓

定位▸ 位於頭部，當前髮際正中直上5 寸，或兩耳尖連線的中點處。

按摩▸ 將大拇指放於百會穴上，適當用力壓揉。呼氣時默念「1、2、3」，力度加重；吸氣時默念「4、5、6」，手指放鬆。

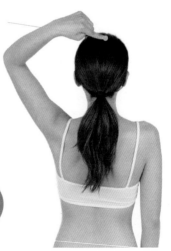

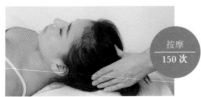

按摩
150 次

足三里 益氣補虛、健脾和胃

定位▸ 位於小腿前外側，當犢鼻下 3 寸，距脛骨前緣一橫指（中指）。

按摩▸ 搓熱雙手掌心後，迅速覆蓋在足三里穴上，以順時針的方向輕摩。呼氣時默念「1、2、3」，力度加重；吸氣時默念「4、5、6」，手指放鬆。

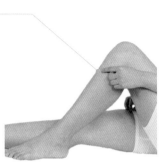

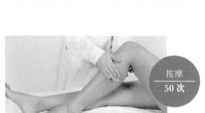

> 按摩
> **50 次**

陰陵泉 和胃補中、健脾理氣

定位▸ 位於小腿內側，脛骨內側髁下緣與脛骨內側緣之間的凹陷中。

按摩▸ 將腿部彎曲，用拇指指腹按揉陰陵泉穴，力度由輕漸重，以有酸脹感為宜。呼氣時默念「1、2、3」，力度加重；吸氣時默念「4、5、6」，手指放鬆。

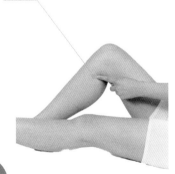

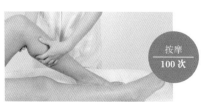

> 按摩
> **100 次**

冠心病

冠心病是由冠狀動脈發生粥樣硬化，導致心肌缺血的疾病，是中老年人心血管疾病中最常見的一種。在臨床上冠心病主要特徵為心絞痛、心律不齊、心肌梗死及心力衰竭等，主要症狀有胸骨後疼痛，呈壓榨樣、燒灼樣疼痛。中醫認為本病的發生主要是因「氣滯血瘀」所致，與心、肝、脾、腎諸臟功能失調有關。

特效穴位　1. 神堂　2. 巨闕　3. 內關
另外加上按揉大椎（見 087 頁）、心俞（見 106 頁）、膻中（見 025 頁）效果會更佳。

神堂　寬胸理氣、鎮靜安神

定位▶ 位於背部，當第五胸椎棘突下，旁開 3 寸。

按摩▶ 將雙手的食指、中指、無名指緊併放於神堂穴上點揉，以穴位處有酸脹感為宜。呼氣時默念「1、2、3」，力度加重；吸氣時默念「4、5、6」，手指放鬆。

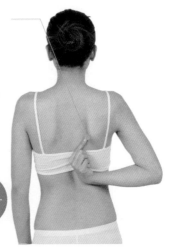

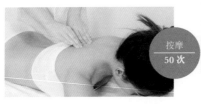

按摩
50 次

巨闕 寬胸理氣、補心安神

定位▶ 位於上腹部，前正中線上，當臍中上6寸。

按摩▶ 將食指、中指併攏，放於上腹部巨闕穴上點揉。呼氣時默念「1、2、3」，力度加重；吸氣時默念「4、5、6」，手指放鬆。

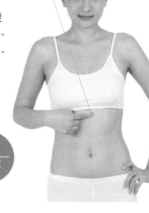

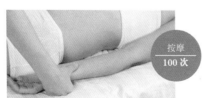

按摩
150次

內關 寧心安神、理氣止痛

定位▶ 位於前臂正中，腕橫紋上2寸，橈側腕屈肌腱同掌長肌腱之間。

按摩▶ 將拇指放於患者兩側前臂正中的內關穴上揉按，雙手其餘四指半握附於手臂上，以局部有酸痛感為宜。呼氣時默念「1、2、3」，力度加重；吸氣時默念「4、5、6」，手指放鬆。

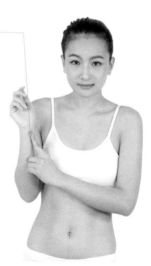

按摩
100次

心律失常

心律失常在中醫裏屬於「心悸」的範疇，心悸發生時，患者自覺心跳快而強，並伴有胸痛、胸悶、喘息、頭暈和失眠等症狀。引起心律失常的生理性因素有：運動、情緒激動、吸煙、飲酒、冷熱刺激等，去除誘因後可自行緩解。病理性因素如冠心病、高血壓、高血脂、心肌炎等均可引起心律失常，因此要積極治療原發病。

特效穴位　　1. 後溪　　2. 通里　　3. 中衝
　　　　　　　另外加上按揉內關（見 045 頁）效果會更佳。

後溪　補心定悸

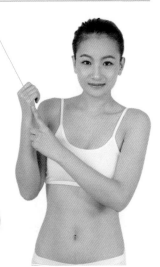

定位▶ 位於手掌尺側，微握拳，當小指本節後的遠側掌橫紋頭赤白肉際。

按摩▶ 將拇指指腹放於患者小拇指右下向上的第一關節外側的後溪穴上揉按。呼氣時默念「1、2、3」，力度加重；吸氣時默念「4、5、6」，手指放鬆。

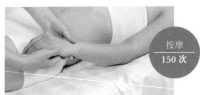

按摩
150 次

通里　寧心通絡、安神定悸

定位▶ 位於前臂掌側，當尺側腕屈肌腱的橈側緣，腕橫紋上1寸。

按摩▶ 將拇指指腹放於前臂掌側的通里穴上揉按，力度適中，以局部有酸痛感為宜。呼氣時默念「1、2、3」，力度加重；吸氣時默念「4、5、6」，手指放鬆。

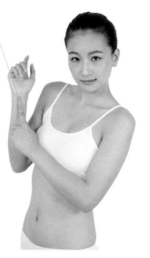

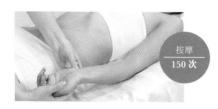

按摩
150次

中衝　清心寧神定悸

定位▶ 位於手中指末節尖端中央。

按摩▶ 將拇指指尖放於患者中指螺紋面的中衝穴，食指頂於中指指甲面揉按。呼氣時默念「1、2、3」，力度加重；吸氣時默念「4、5、6」，手指放鬆。

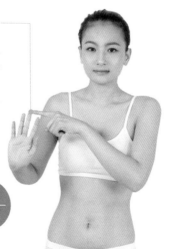

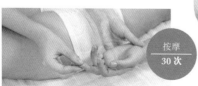

按摩
30次

貧血

貧血是指人體外周血紅細胞容量減少，低於正常範圍下限的一種常見的臨床症狀。主要症狀為頭昏、耳鳴、失眠、記憶力減退、注意力不集中等，是貧血導致神經組織損害的常見症狀。成年男性血紅蛋白 <120 克 / 升，成年女性（非妊娠）血紅蛋白 <110 克 / 升，孕婦血紅蛋白 <100 克 / 升，均可診斷為貧血。

特效穴位 1. 膻中　2. 中脘　3. 神闕
另外加上按揉血海（見 139 頁）、足三里（見 043 頁）效果會更佳。

膻中　活血通絡、補氣養血

定位▶ 位於胸部，當前正中線上，平第四肋間，兩乳頭連線的中點。

按摩▶ 兩手十指相交叉，橫置按於膻中穴，兩掌根按揉胸內側，自上而下，稍用力推至腹盡處。呼氣時默念「1、2、3」，力度加重；吸氣時默念「4、5、6」，手指放鬆。

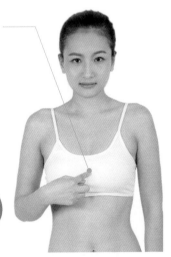

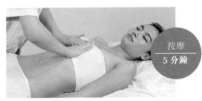

按摩
5 分鐘

中脘 健脾和胃、助氣血生化

定位▶ 位於上腹部，前正中線上，當臍中上4寸。

按摩▶ 手掌置於中脘穴上，先用掌根稍用力將胃脘向左推蕩，繼之再以五指將胃脘稍用力向右推蕩，往返操作。呼氣時默念「1、2、3」，力度加重；吸氣時默念「4、5、6」，手指放鬆。

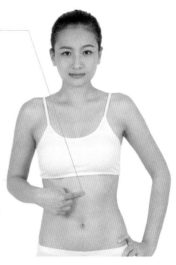

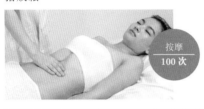

按摩
100次

神闕 補益氣血、固本培元

定位▶ 位於腹中部，臍中央。

按摩▶ 四指置於神闕穴，先逆時針從小到大摩脘腹，然後再順時針從大到小摩動。呼氣時默念「1、2、3」，力度加重；吸氣時默念「4、5、6」，手指放鬆。

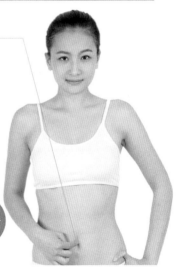

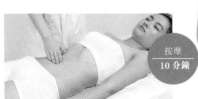

按摩
10分鐘

血栓閉塞性脈管炎

血栓閉塞性脈管炎是一種慢性持續性進行性的血管節段性炎症，是指血管炎症病變處形成血栓，導致血管腔閉塞的病症。病變主要累及於四肢遠端的中、小動脈和靜脈，以下肢病變最為常見，表現為患肢缺血、皮膚點片狀、足趾麻木、有灼熱及針刺樣疼痛、小腿肌肉疼痛，嚴重者有肢端潰瘍和壞死。

特效穴位 1. 足三里　2. 陽陵泉　3. 中都
另外加上按揉陰陵泉（見043頁）、解溪（見165頁）、太溪（見111頁）效果會更佳。

足三里 通行氣血、化瘀止痛

定位▶ 位於小腿前外側，當犢鼻下 3 寸，距脛骨前緣一橫指（中指）。

按摩▶ 搓熱雙手掌心後，迅速覆蓋在足三里穴上，以順時針的方向輕摩。呼氣時默念「1、2、3」，力度加重；吸氣時默念「4、5、6」，放鬆。

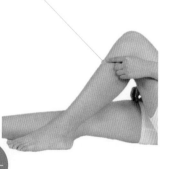

按摩
5分鐘

陽陵泉 疏筋通絡、化瘀止痛

定位▶ 位於小腿外側,當腓骨頭前下方凹陷處。

按摩▶ 將手掌覆蓋在陽陵泉穴上,以順時針的方向輕摩。呼氣時默念「1、2、3」,力度加重;吸氣時默念「4、5、6」,放鬆。

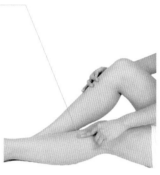

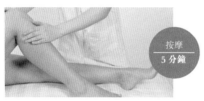

按摩
5 分鐘

中都 疏通經絡

定位▶ 位於小腿內側,當足內踝尖上7 寸,脛骨內側面的中央。

按摩▶ 將拇指指腹放於中都穴上,先左後右,由輕漸重地揉按。呼氣時默念「1、2、3」,力度加重;吸氣時默念「4、5、6」,手指放鬆。

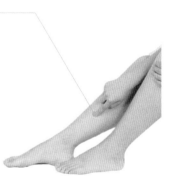

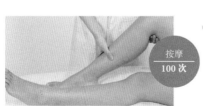

按摩
100 次

腦卒中後遺症

腦卒中（俗稱中風）是以突然口眼歪斜，言語含糊不清，肢體出現運動障礙，半身不遂，不省人事為特徵的一類疾病。中醫認為本病多因平素氣血虛衰，在心、肝、腎三經陰陽失調的情況下，情志鬱結，起居失宜所致。臨床實踐證明：中醫經絡穴位療法對腦卒中後遺症患者有很好的療效，可有效改善口眼歪斜、偏癱等症狀。

特效穴位　1. 百會　2. 風府　3. 委中
另外加上按揉風池（見 020 頁）、印堂（見 035 頁）、頰車（見 063 頁）、合谷（見 061 頁）效果會更佳。

百會　調腦神、通腦絡

定位▸ 位於頭部，當前髮際正中直上 5 寸，或兩耳尖連線的中點處。

按摩▸ 將拇指放於百會穴上，適當用力壓揉。呼氣時默念「1、2、3」，力度加重；吸氣時默念「4、5、6」，手指放鬆。

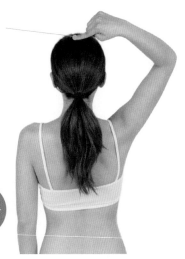

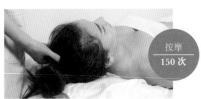

按摩
150 次

風府　疏導督脈、通利開竅

定位▶ 位於項部，當後髮際正中直上 1 寸，枕外隆凸直下，兩側斜方肌之間凹陷中。

按摩▶ 將食指與中指併攏按壓在風府穴上，環形揉按。呼氣時默念「1、2、3」，力度加重；吸氣時默念「4、5、6」，手指放鬆。

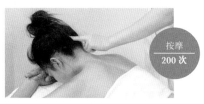

按摩
200 次

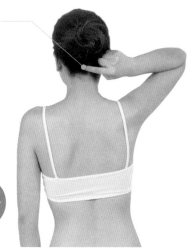

委中　舒經活絡

定位▶ 位於橫紋中點，當股二頭肌腱與半腱肌肌腱的中間。

按摩▶ 用拇指按於患側委中穴，由輕漸重按揉。呼氣時默念「1、2、3」，力度加重；吸氣時默念「4、5、6」，手指放鬆。

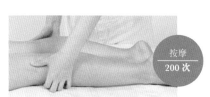

按摩
200 次

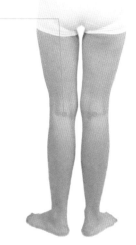

失眠

失眠是指無法入睡或無法保持睡眠狀態,即睡眠失常。失眠雖不屬於危重疾病,但影響人們的日常生活。睡眠不足會導致狀態不佳,生理節奏被打亂,繼之引起人的疲勞感、全身不適、無精打采、反應遲緩、頭痛、記憶力減退等症狀。平常應放鬆心情,聽舒緩的音樂或熱水泡腳等幫助睡眠。

特效穴位　1. 絲竹空　2. 印堂　3. 太陽
另外加上按揉頭維(見036頁)、百會(見052頁)、睛明(見185頁)、攢竹(見066頁)效果會更佳。

絲竹空　寧心安神

定位▶ 位於面部,當眉梢凹陷處。

按摩▶ 將雙手食指緊併於中指,拇指指腹緊抵在中指近端指關節處,揉按絲竹空穴。呼氣時默念「1、2、3」,力度加重;吸氣時默念「4、5、6」,手指放鬆。

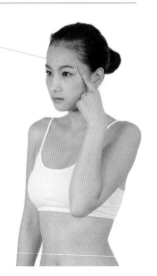

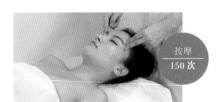

按摩
150 次

印堂 鎮靜安神

定位▸ 位於額部，當兩眉頭之中間。

按摩▸ 將食指、中指併攏點按印堂穴，以皮膚有酸脹感為佳。呼氣時默念「1、2、3」，力度加重；吸氣時默念「4、5、6」，手指放鬆。

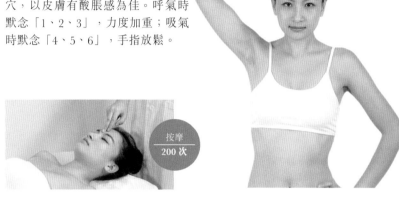

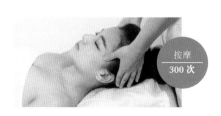

按摩
200 次

太陽 鎮靜安神寧心

定位▸ 位於顳部，當眉梢與目外眥之間，向後約一橫指的凹陷處。

按摩▸ 將雙手拇指指尖分別放於兩側太陽穴上，力度由輕漸重揉按。呼氣時默念「1、2、3」，力度加重；吸氣時默念「4、5、6」，手指放鬆。

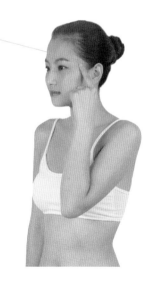

按摩
300 次

眩暈

眩暈與頭暈有所相似，但本質不同。眩暈分為周圍性眩暈和中樞性眩暈。中樞性眩暈是由腦組織、腦神經疾病引起，如高血壓、動脈硬化等腦血管疾病。周圍性眩暈發作時多伴有耳聾、耳鳴、惡心、嘔吐、出冷汗等植物神經系統症狀。如不及時治療容易引起癡呆、腦血栓、腦出血、腦卒中偏癱，甚至猝死等情況。

特效穴位 　1. 百會　2. 翳風　3. 頭竅陰
　　　　　　　　另外加上按揉印堂（見 035 頁）效果會更佳。

百會　清頭目、止眩暈

定位▶ 位於頭部，當前髮際正中直上5寸，或兩耳尖連線的中點處。

按摩▶ 將拇指指腹放於百會穴上，以順時針和逆時針方向揉按，以百會穴四周有酸脹感為宜。呼氣時默念「1、2、3」，力度加重；吸氣時默念「4、5、6」，手指放鬆。

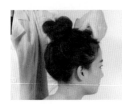

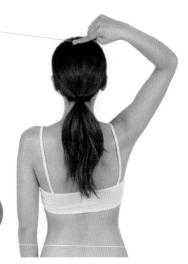

按摩
200 次

翳風　疏調頭部氣機

定位▶ 位於耳垂後方，當乳突與下頜角之間的凹陷處。

按摩▶ 將拇指指腹放於頭部兩側的翳風穴上，以順時針和逆時針方向揉按，以局部有酸脹感為宜。呼氣時默念「1、2、3」，力度加重；吸氣時默念「4、5、6」，手指放鬆。

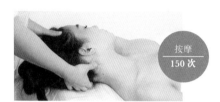

按摩
150 次

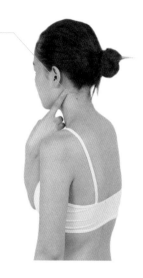

頭竅陰　平肝潛陽、清利頭目

定位▶ 位於頭部，當耳後乳突的後上方，天衝與完骨的中 1/3 與下 2/3 交點處。

按摩▶ 將拇指放於頭竅陰穴上，先按壓穴位，再順時針方向揉按。呼氣時默念「1、2、3」，力度加重；吸氣時默念「4、5、6」，手指放鬆。

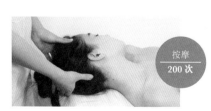

按摩
200 次

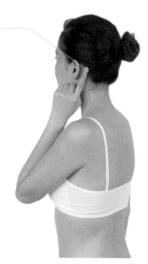

抑鬱症

抑鬱症屬於心理疾病。抑鬱症的發病過程與心理、遺傳、生活等諸多方面都有關聯。以患者情緒消沉低落，思維遲緩，認知功能出現障礙以及言語動作減少、遲緩為典型症狀，日久則出現自卑抑鬱，悲觀厭世症狀，嚴重者會出現幻覺、妄想。對於抑鬱症應及早治療，鞏固康復，防止復發。

特效穴位　1. 心俞　2. 百會　3. 四神聰
另外加上印堂（見 035 頁）效果會更佳。

心俞　補心安神

定位▶ 位於背部，當第五胸椎棘突下，旁開 1.5 寸。

按摩▶ 用拇指指腹點按心俞穴，以皮膚潮紅發熱為宜。呼氣時默念「1、2、3」，力度加重；吸氣時默念「4、5、6」，手指放鬆。

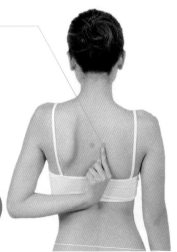

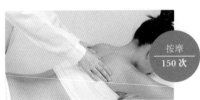

按摩
150 次

百會　醒神開竅

定位▶ 位於頭部，當前髮際正中直上 5 寸，或兩耳尖連線的中點處。

按摩▶ 將拇指指腹放於百會穴上，以順時針和逆時針方向揉按，以百會穴四周有酸脹感為宜。呼氣時默念「1、2、3」，力度加重；吸氣時默念「4、5、6」，手指放鬆。

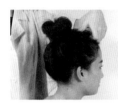

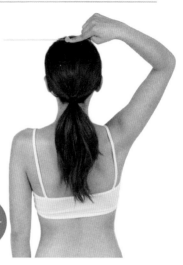

按摩
200 次

四神聰　提神醒腦、助眠安神

定位▶ 位於頭頂部，當百會前後左右各 1 寸，共四穴。

按摩▶ 用食指先點按左右神聰穴，再點按前後神聰穴，以局部皮膚有酸脹感為宜。呼氣時默念「1、2、3」，力度加重；吸氣時默念「4、5、6」，手指放鬆。

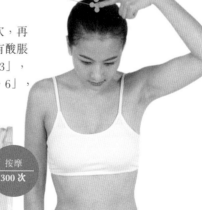

按摩
300 次

三叉神經痛

三叉神經痛是最常見的腦神經疾病，多發生於中老年人，右側頭面部多於左側。主要特點是：發病驟發、驟停，呈刀割樣、燒灼樣、頑固性、難以忍受的劇烈性疼痛。說話、洗臉、刷牙、微風拂面，甚至走路時都會導致陣發性劇烈疼痛。疼痛歷時數秒或數分鐘，疼痛呈週期性發作，發作間歇期同常人一樣。

特效穴位　1. 太陽　2. 風池　3. 合谷
另外加上按揉內關（見 045 頁）、外關（見 065 頁）效果會更佳。

太陽　通絡止痛

定位▶ 位於顳部，當眉梢與目外眥之間，向後約一橫指的凹陷處。

按摩▶ 將雙手掌心緊貼在同側太陽穴上，適當用力按揉，以局部發熱為佳。呼氣時默念「1、2、3」，力度加重；吸氣時默念「4、5、6」，手指放鬆。

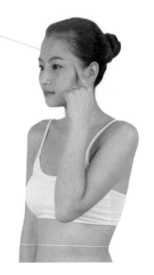

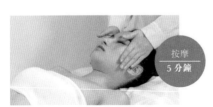

按摩
5 分鐘

風池 祛風通絡、通利官竅

定位▸ 位於項部，當枕骨之下，與風府相平，胸鎖乳突肌與斜方肌上端之間的凹陷處。

按摩▸ 用食指、中指指腹點按風池穴，以皮膚有酸脹感為宜。呼氣時默念「1、2、3」，力度加重；吸氣時默念「4、5、6」，手指放鬆。

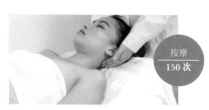

按摩
150 次

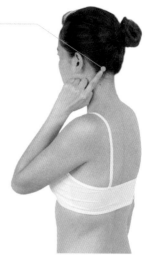

合谷 鎮靜止痛、祛風通絡

定位▸ 位於手背，第一、第二掌骨間，當第二掌骨橈側的中點處。

按摩▸ 將拇指指尖放在合谷穴上，其餘四指置於掌心，以順時針的方向由輕漸重掐揉。呼氣時默念「1、2、3」，力度加重；吸氣時默念「4、5、6」，手指放鬆。

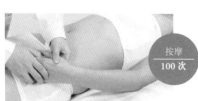

按摩
100 次

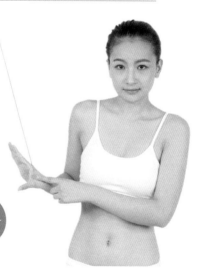

面肌痙攣

面肌痙攣又稱面肌抽搐，表現為一側面部肌肉不自主地抽搐。抽搐呈陣發性且不規律，程度不等，可因疲倦、長期精神緊張、精神壓力及自主運動等因素而加重。通常局限於眼瞼部或頰部、口角，嚴重者可涉及整個側面部。本病多在中年後發生，常見於女性。

特效穴位　1. 陽白　2. 下關　3. 頰車
另外加上按揉迎香（見 021 頁）效果會更佳。

陽白　活血通絡、疏調經筋

定位▶ 位於前額部，當瞳孔直上，眉上 1 寸。

按摩▶ 雙手食指放於前額部兩側陽白穴上揉按。呼氣時默念「1、2、3」，力度加重；吸氣時默念「4、5、6」，手指放鬆。

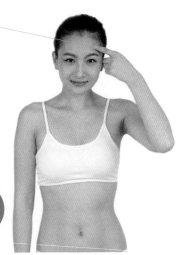

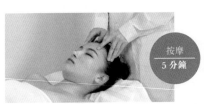

按摩
5分鐘

下關　疏經活血、通絡調筋

定位▸ 位於面部耳前方，當顴弓與下頜切跡所形成的凹陷中。

按摩▸ 將食指與中指緊併，兩指指腹放於頭部側面的下關穴上揉按。呼氣時默念「1、2、3」，力度加重；吸氣時默念「4、5、6」，手指放鬆。

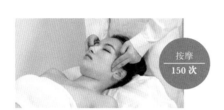

按摩
150 次

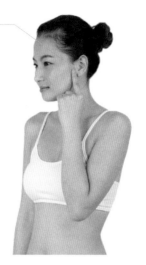

頰車　活絡調筋、舒筋活血

定位▸ 位於面頰部，下頜角前上方約一橫指（中指），當咀嚼時咬肌隆起，按之凹陷處。

按摩▸ 將食指與中指併攏，順時針方向按揉頰車穴。呼氣時默念「1、2、3」，力度加重；吸氣時默念「4、5、6」，手指放鬆。

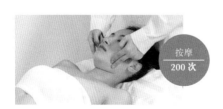

按摩
200 次

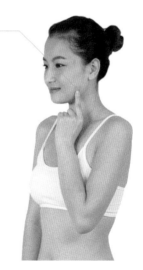

肋間神經痛

肋間神經痛是指一根或數根肋間神經分佈區域發生經常性疼痛。有時是被呼吸動作所激發，咳嗽、打噴嚏時疼痛加重。疼痛劇烈時可放射至同側的肩部或背部，有時呈帶狀分佈。帶狀疱疹性肋間神經痛，通常在相應肋間可見疱疹，疼痛可出現在疱疹出現之前，消退之後仍可存在相當長的時間。

特效穴位　1. 日月　2. 膻中　3. 外關
另外加上按揉期門（見 092 頁）、中脘（見 049 頁）、內關（見 045 頁）效果會更佳。

日月　利膽疏肝、清熱止痛

定位▶ 位於上腹部，當乳頭直下，第七肋間隙，前正中線旁開 4 寸。

按摩▶ 用食指指腹按揉日月穴，以皮膚有酸脹感為宜。呼氣時默念「1、2、3」，力度加重；吸氣時默念「4、5、6」，手指放鬆。

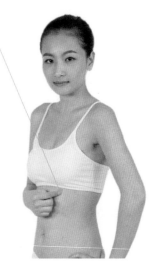

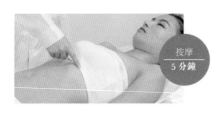

按摩
5 分鐘

膻中　活血通絡

定位▸ 位於胸部，當前正中線上，平第四肋間，兩乳頭連線的中點。

按摩▸ 用拇指指腹按揉膻中穴，配合深吸氣。呼氣時默念「1、2、3」，力度加重；吸氣時默念「4、5、6」，手指放鬆。

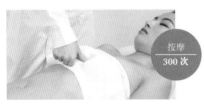

按摩
300 次

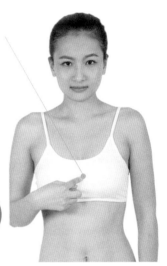

外關　祛火通絡

定位▸ 位於前臂背側，當陽池與肘尖的連線上，腕背橫紋上 2 寸，尺骨與橈骨之間。

按摩▸ 用拇指指腹揉按外關穴，以潮紅發熱為度。呼氣時默念「1、2、3」，力度加重；吸氣時默念「4、5、6」，手指放鬆。

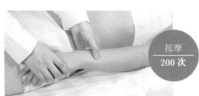

按摩
200 次

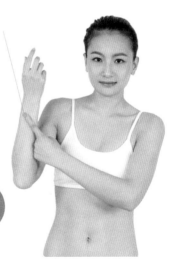

神經衰弱

神經衰弱是指大腦由於長期情緒緊張及精神壓力，從而使精神活動能力減弱的功能障礙性病症，其主要特徵是易興奮、腦力易疲勞、記憶力減退等，伴有各種軀體不適症狀，本病如處理不當可遷延達數年。但經精神科或心理科醫生積極、及時治療，指導病人正確對待疾病，本病可達緩解或治癒，預後一般良好。

特效穴位
1. 攢竹　2. 肩井　3. 白環俞
另外加上按揉神闕（見 049 頁）、足三里（見 043 頁）、迎香（見 021 頁）效果會更佳。

攢竹　通經活絡、寧心安神

定位▶ 位於面部，當眉頭凹陷中，眶上切跡處。

按摩▶ 用兩手食指指腹揉按攢竹穴，以局部皮膚有酸脹感為佳。呼氣時默念「1、2、3」，力度加重；吸氣時默念「4、5、6」，手指放鬆。

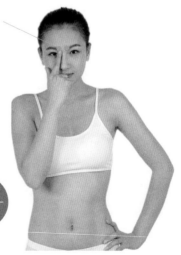

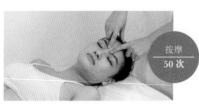

按摩
50 次

肩井 通經活絡

定位▶ 位於肩上，前直乳中，當大椎
與肩峰端連線的中點上。

按摩▶ 兩手拇指和食指相對成鉗形拿
捏兩側肩井穴，力度適中。呼氣時默
念「1、2、3」，力度加重；吸氣時
默念「4、5、6」，手指放鬆。

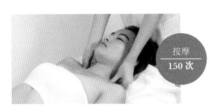

按摩
150 次

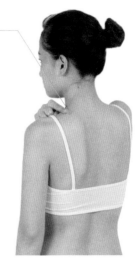

白環俞 益腎固精

定位▶ 位於骶部，當骶正中嵴旁開 1.5
寸，平第四骶後孔。

按摩▶ 用手掌心自上而下按摩白環俞
穴，力度由輕漸重。呼氣時默念「1、
2、3」，力度加重；吸氣時默念「4、
5、6」，按壓放鬆。

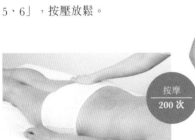

按摩
200 次

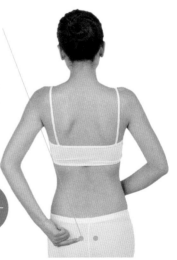

癲癇

癲癇俗稱「羊癲風」，是大腦神經元突發性異常放電導致出現短暫的大腦功能障礙的一種慢性疾病。以突然昏厥、口吐涎沫、兩眼上視、四肢抽搐，或口中如有豬羊叫聲等為臨床特徵，可表現為自主神經、意識及精神障礙。中醫認為本病多由大驚大恐造成氣機逆亂，或由勞累過度造成臟腑失調、氣機不暢所致。

特效穴位　1. 風池　2. 風府　3. 湧泉

風池　平肝熄風、通利官竅

定位▶ 位於項部，當枕骨之下，與風府相平，胸鎖乳突肌與斜方肌上端之間的凹陷處。

按摩▶ 拇指和食指相對成鉗形先拿捏風池穴，再按揉風池穴。呼氣時默念「1、2、3」，力度加重；吸氣時默念「4、5、6」，手指放鬆。

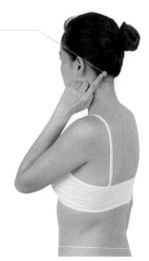

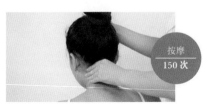

按摩
150 次

風府 調理督脈、通利開竅

定位▸ 位於項部，當後髮際正中直上 1 寸，枕外隆凸直下，兩側斜方肌之間凹陷中。

按摩▸ 將食指、中指併攏，點按風府穴。呼氣時默念「1、2、3」，力度加重；吸氣時默念「4、5、6」，手指放鬆。

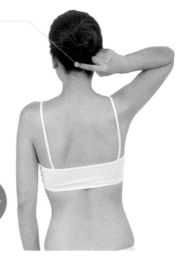

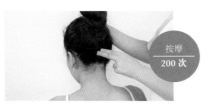

按摩
200 次

湧泉 醒神開竅

定位▸ 位於足底部，蜷足時足前部凹陷處，約當足底二、三趾趾縫紋頭端與足跟連線的前 1/3 與後 2/3 交點上。

按摩▸ 用雙手拇指指腹揉按湧泉穴，以局部有酸脹感為宜。呼氣時默念「1、2、3」，力度加重；吸氣時默念「4、5、6」，手指放鬆。

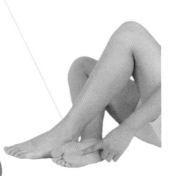

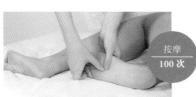

按摩
100 次

疲勞綜合徵

疲勞綜合徵即慢性疲勞綜合徵，通常患者心理方面的異常表現要比身體方面的症狀出現得早，自覺較為突出，實際上疲勞感多源於體內的各種功能失調。典型表現為：短期記憶力減退或注意力不集中、咽痛、肌肉酸痛、無紅腫的關節疼痛、頭痛、睡眠後精力不能恢復、體力或腦力勞動後身體感覺不適。符合其中四項即可診斷為疲勞綜合徵。

特效穴位　1. 氣海　2. 列缺　3. 足三里
另外加上按揉合谷（見 061 頁）效果會更佳。

氣海　益氣補中助陽

定位▶ 位於下腹部，前正中線上，當臍中下 1.5 寸。

按摩▶ 將食指、中指、無名指併攏，放於下腹部氣海穴上環形按揉，力度輕柔。呼氣時默念「1、2、3」，力度加重；吸氣時默念「4、5、6」，手指放鬆。

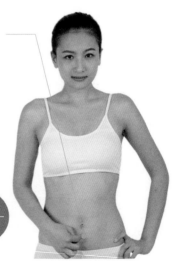

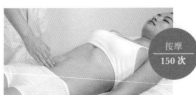

按摩
150 次

列缺 通行氣血、通經活絡

定位▸ 位於前臂橈側緣，橈骨莖突上方，腕橫紋上 1.5 寸，當肱橈肌與拇長展肌腱之間。

按摩▸ 將拇指指腹放於列缺穴上揉按，雙手其餘四指附於手臂上。呼氣時默念「1、2、3」，力度加重；吸氣時默念「4、5、6」，手指放鬆。

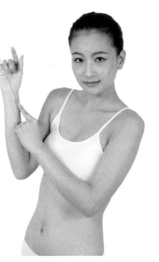

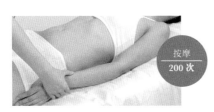

按摩
200 次

足三里 扶正培元、通經活絡

定位▸ 位於小腿前外側，當犢鼻下 3 寸，距脛骨前緣一橫指（中指）。

按摩▸ 將拇指指腹放於足三里穴上，其餘四指附於患者腿外側，力度由輕漸重揉按。呼氣時默念「1、2、3」，力度加重；吸氣時默念「4、5、6」，手指放鬆。

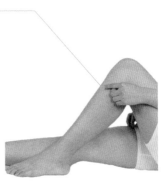

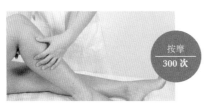

按摩
300 次

🏵 消化系統疾病

嘔吐

嘔吐是臨床常見病症，既可單獨為患，亦可見於多種疾病，是機體的一種防禦反射動作。可分為三個階段，即惡心、乾嘔和嘔吐，惡心常為嘔吐的前驅症狀，表現為上腹部特殊不適感，常伴有頭暈、流涎。飲食不節、情志不遂、寒暖失宜，以及聞及不良氣味等因素，皆可誘發嘔吐，或使嘔吐加重。

特效穴位　　1. 內關　2. 中脘　3. 足三里
另外加上按揉列缺（見 071 頁）效果會更佳。

內關　理氣降逆、止嘔要穴

定位▸ 位於前臂掌側，當曲澤與大陵的連線上，腕橫紋上 2 寸，掌長肌腱與橈側腕屈肌腱之間。

按摩▸ 將雙手拇指指腹放於內關穴上揉按。呼氣時默念「1、2、3」，力度加重；吸氣時默念「4、5、6」，手指放鬆。

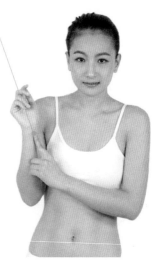

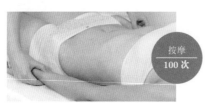

按摩
100 次

中脘　和胃止嘔

定位▶ 位於上腹部，前正中線上，當臍中上 4 寸。

按摩▶ 將食指、中指、無名指併攏，三指指尖放於中脘穴上環形按揉，逐漸擴大按摩範圍。呼氣時默念「1、2、3」，力度加重；吸氣時默念「4、5、6」，手指放鬆。

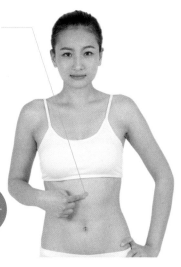

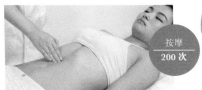

按摩
200 次

足三里　通調腑氣、降逆止嘔

定位▶ 位於小腿前外側，當犢鼻下 3 寸，距脛骨前緣一橫指（中指）。

按摩▶ 將拇指指尖放於患者下肢足三里穴上，微用力壓揉。呼氣時默念「1、2、3」，力度加重；吸氣時默念「4、5、6」，手指放鬆。

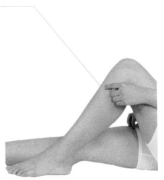

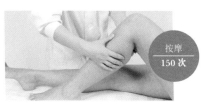

按摩
150 次

胃痛

胃痛是指上腹胃脘部近心窩處發生疼痛，是臨床上一種很常見的病症。胃部是人體內重要的消化器官之一。實際上引起胃痛的疾病原因有很多，有一些還是非常嚴重的疾病，常見於急慢性胃炎，胃、十二指腸潰瘍，胃黏膜脱垂，胃下垂，胰腺炎，膽囊炎及膽石症等疾病。

特效穴位　1. 中脘　2. 手三里　3. 足三里
另外加上按揉內關（見 045 頁）、外關（見 065 頁）效果會更佳。

中脘　通調腑氣、和胃止痛

定位▶ 位於上腹部，前正中線上，當臍中上 4 寸。

按摩▶ 將食指與中指併攏，其餘三指彎曲握拳，兩指指腹放於中脘穴上環形按揉。呼氣時默念「1、2、3」，力度加重；吸氣時默念「4、5、6」，手指放鬆。

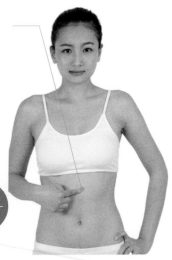

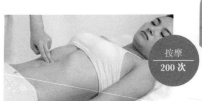

按摩
200 次

手三里 調理腸胃

定位▶ 位於前臂背面橈側，當陽溪與曲池連線上，肘橫紋下 2 寸。

按摩▶ 掌心朝下，將拇指、食指、中指相對成鉗形，掐按手三里穴。呼氣時默念「1、2、3」，力度加重；吸氣時默念「4、5、6」，手指放鬆。

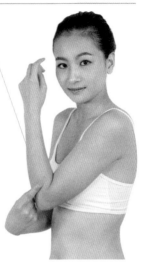

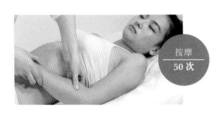

按摩
__50 次__

足三里 通調腑氣、和胃止痛

定位▶ 位於小腿前外側，當犢鼻下 3 寸，距脛骨前緣一橫指（中指）。

按摩▶ 將拇指指腹放於下肢足三里穴上，雙手其餘四指附於小腿腿腹上，微用力壓揉。呼氣時默念「1、2、3」，力度加重；吸氣時默念「4、5、6」，手指放鬆。

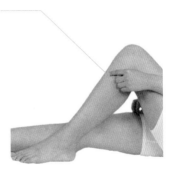

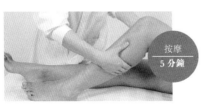

按摩
__5 分鐘__

消化不良

消化不良是由胃動力障礙所引起的疾病，也包括胃蠕動不好的胃輕癱和食管反流病。其主要表現為上腹痛、早飽、腹脹、噯氣等。長期的消化不良易導致腸內平衡被打亂，出現腹瀉、便秘、腹痛和胃癌等，所以消化不良者平常要注意自己的飲食習慣，不宜食用油膩、辛辣、刺激的食物。

特效穴位 　1. 中脘　2. 氣海　3. 足三里
另外加上按揉關元（見 099 頁）、內關（見 045 頁）效果會更佳。

中脘　調理脾胃、消食導滯

定位▶ 位於上腹部，前正中線上，當臍中上 4 寸。

按摩▶ 雙手重疊緊貼於中脘穴，先以順時針方向旋轉按揉，再逆時針方向旋轉按揉。呼氣時默念「1、2、3」，力度加重；吸氣時默念「4、5、6」，手掌放鬆。

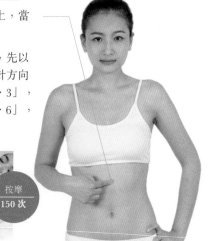

按摩
150 次

氣海　益氣助陽、溫中健脾

定位▸ 位於下腹部，前正中線上，當臍中下 1.5 寸。

按摩▸ 雙手掌重疊貼於氣海穴，先以順時針方向旋轉按摩，再逆時針方向旋轉按揉。呼氣時默念「1、2、3」，力度加重；吸氣時默念「4、5、6」，手掌放鬆。

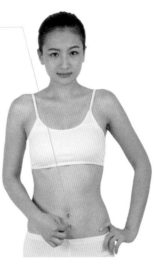

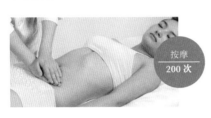

按摩
200 次

足三里　生發胃氣、燥化脾濕

定位▸ 位於小腿前外側，當犢鼻下 3 寸，距脛骨前緣一橫指（中指）。

按摩▸ 將拇指指腹貼於足三里穴按揉，以局部有酸脹感為佳。呼氣時默念「1、2、3」，力度加重；吸氣時默念「4、5、6」，手指放鬆。

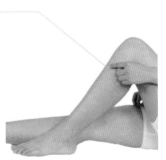

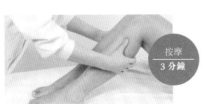

按摩
3 分鐘

痢疾

痢疾又稱為腸辟、滯下，為急性腸道傳染病之一，臨床表現為腹痛、腹瀉、裏急後重、排膿血便，伴全身中毒等症狀。一般起病急，以高熱、腹瀉、腹痛為主要症狀，若發生驚厥、嘔吐，多為疫毒痢。中醫認為，此病由濕熱之邪，內傷脾胃，致脾失健運，胃失消導，更挾積滯，醞釀腸道而成。

特效穴位　1. 天樞　2. 中脘　3. 足三里
另外加上揉按脾俞（見 118 頁）、大腸俞（見 103 頁）、八髎（見 113 頁）效果會更佳。

天樞　通調大腸腑氣

定位▶ 位於腹中部，距臍中 2 寸。

按摩▶ 將雙手食指、中指併攏，兩指指腹分別置於兩側天樞穴作雙指揉按。呼氣時默念「1、2、3」，力度加重；吸氣時默念「4、5、6」，手指放鬆。

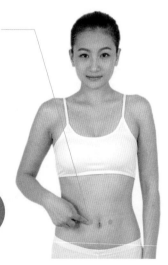

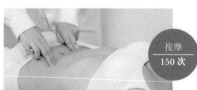

按摩
150 次

中脘 温寒化濕和胃

定位▸ 位於上腹部，前正中線上，當臍中上 4 寸。

按摩▸ 用手掌心揉按中脘穴，力度由輕而重，至局部皮膚潮紅發熱為度。呼氣時默念「1、2、3」，力度加重；吸氣時默念「4、5、6」，手掌放鬆。

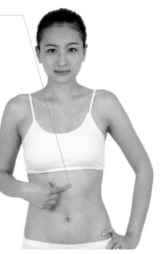

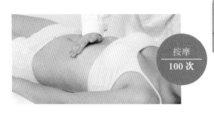

按摩
100 次

足三里 生發胃氣、燥化脾濕

定位▸ 位於小腿前外側，當犢鼻下 3 寸，距脛骨前緣一橫指（中指）。

按摩▸ 用拇指指腹揉按足三里穴，力度由輕漸重，至皮膚潮紅發熱為宜。呼氣時默念「1、2、3」，力度加重；吸氣時默念「4、5、6」，手指放鬆。

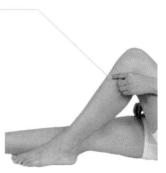

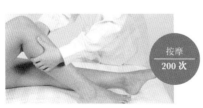

按摩
200 次

腹脹

腹脹是一種常見的消化系統症狀，引起腹脹的原因主要見於胃腸道脹氣、各種原因所致的腹水、腹腔腫瘤等。正常人胃腸道內可有少量氣體，約150毫升，當嚥入胃內空氣過多或因消化吸收功能不良時，胃腸道內產氣過多，而腸道內的氣體又不能從肛門排出體外時，則可導致腹脹。

特效穴位 1. 肩井　2. 建里　3. 合谷
另外加上按揉足三里（見043頁）、太衝（見217頁）效果會更佳。

肩井　通經活絡

定位▶ 位於肩上，前直乳中，當大椎與肩峰端連線的中點上。

按摩▶ 兩手拇指與食指、中指相對成鉗形，用力捏按兩側肩井穴，至皮膚有酸脹感為宜。呼氣時默念「1、2、3」，力度加重；吸氣時默念「4、5、6」，手指放鬆。

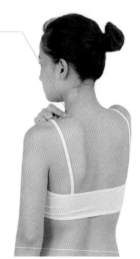

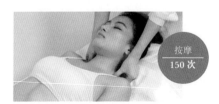

按摩
150 次

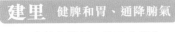

建里　健脾和胃、通降腑氣

定位▸ 位於上腹部，前正中線上，當臍中上 3 寸。

按摩▸ 用中指抵住建里穴，用力按壓，同時用上臂發力，進行顫抖。呼氣時默念「1、2、3」，力度加重；吸氣時默念「4、5、6」，手指放鬆。

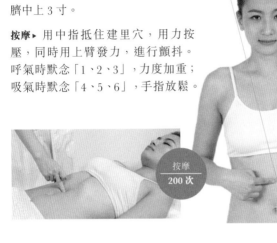

按摩
200 次

合谷　通經活經

定位▸ 位於手背，第一、第二掌骨間，當第二掌骨橈側的中點處。

按摩▸ 先用拇指指尖掐按合谷穴，再用力捏按。呼氣時默念「1、2、3」，力度加重；吸氣時默念「4、5、6」，手指放鬆。

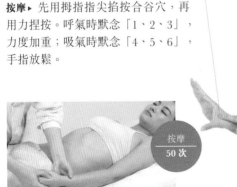

按摩
50 次

腹瀉

腹瀉是大腸疾病最常見的一種症狀，是指排便次數明顯超過日常習慣的排便次數，糞質稀薄，水份增多，每日排便總量超過 200 克。正常人群每日只需排便 1 次，且大便成形，顏色呈黃褐色。腹瀉主要分為急性與慢性，急性腹瀉發病時期為一至兩個星期，但慢性腹瀉發病時則在 2 個月以上，多由肛腸疾病所引起。

特效穴位　1. 中脘　2. 水分　3. 大巨
另外加上按揉天樞（見 078 頁）效果會更佳。

中脘　消食導滯、和中助運

定位▸ 位於上腹部，前正中線上，當臍中上 4 寸。

按摩▸ 用手掌大小魚際處以打圈的方式按揉中脘穴，以局部皮膚有酸脹感為宜。呼氣時默念「1、2、3」，力度加重；吸氣時默念「4、5、6」，手掌放鬆。

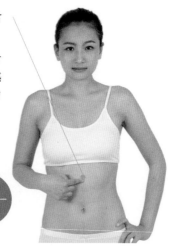

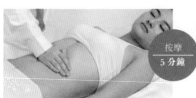

按摩
5 分鐘

水分　清熱利濕、通調腸腑

定位▶ 位於上腹部，前正中線上，當臍中上1寸。

按摩▶ 將食指、中指、無名指併攏，用手臂的力度揉按水分穴，以潮紅發熱為佳。呼氣時默念「1、2、3」，力度加重；吸氣時默念「4、5、6」，手指放鬆。

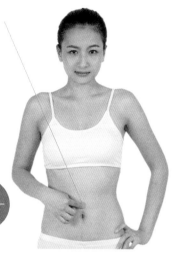

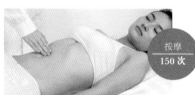

按摩
150 次

大巨　調腸胃、固腎氣

定位▶ 位於下腹部，當臍中下2寸，距前正中線2寸。

按摩▶ 將食指、中指、無名指、小指併攏，兩手指尖對齊，用指尖按揉大巨穴。呼氣時默念「1、2、3」，力度加重；吸氣時默念「4、5、6」，手指放鬆。

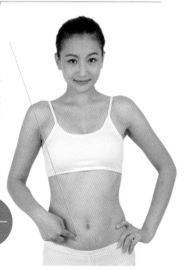

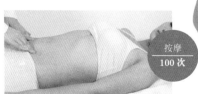

按摩
100 次

便秘

便秘是臨床常見的複雜症狀，而不是一種疾病，主要是指排便次數減少、糞便量減少、糞便乾結、排便費力等。引起功能性便秘的原因有：飲食不當，如飲水過少或進食含纖維素的食物過少；生活壓力過大，精神緊張；濫用瀉藥，對藥物產生依賴形成便秘；結腸運動功能紊亂；年老體虛，排便無力等。

特效穴位 1. 支溝　2. 氣海　3. 上巨虛
另外加上按摩足三里（見 043 頁）、三陰交（見 147 頁）效果會更佳。

支溝　清利三焦、通利腸腑

定位▸ 位於前臂背側，當陽池與肘尖的連線上，腕背橫紋上 3 寸，尺骨與橈骨之間。

按摩▸ 將拇指指尖放於前臂背側的支溝穴上按壓。呼氣時默念「1、2、3」，力度加重；吸氣時默念「4、5、6」，手指放鬆。

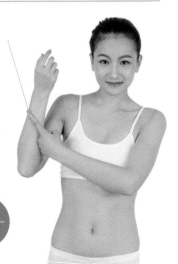

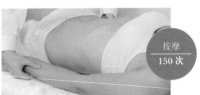

按摩
150 次

氣海　健運脾氣助通便

定位▶ 位於下腹部，前正中線上，當臍中下 1.5 寸。

按摩▶ 將食指、中指、無名指三指併攏，放於下腹部氣海穴上環形按揉，力度輕柔。呼氣時默念「1、2、3」，力度加重；吸氣時默念「4、5、6」，手指放鬆。

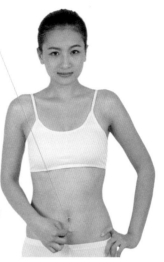

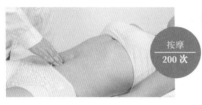

按摩
200 次

上巨虛　通調大腸腑氣

定位▶ 位於小腿前外側，當犢鼻下 6 寸，距脛骨前緣一橫指（中指）。

按摩▶ 將拇指指尖放於下肢上巨虛穴上，微用力壓揉，以局部有酸脹感為宜。呼氣時默念「1、2、3」，力度加重；吸氣時默念「4、5、6」，手指放鬆。

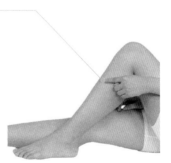

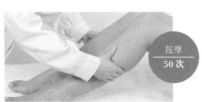

按摩
50 次

脂肪肝

　　脂肪肝是指由於各種原因引起的肝細胞內脂肪堆積過多的病變。脂肪性肝病正嚴重地威脅着國人的健康，成為僅次於病毒性肝炎的第二大肝病，已被公認為隱蔽性肝硬化的常見原因。在經常失眠、疲勞、不思茶飯、胃腸功能失調的亞健康人群中脂肪肝的發病率較高。

特效穴位
1. 內關　2. 肝炎穴　3. 大椎
另外加上按揉外關（見065頁）、足三里（見043頁）效果會更佳。

內關　通經止痛、調理氣血

定位▶ 位於前臂掌側，當曲澤與大陵的連線上，腕橫紋上2寸，掌長肌腱與橈側腕屈肌腱之間。

按摩▶ 用拇指指腹按壓內關穴，以皮膚潮紅發熱為宜。呼氣時默念「1、2、3」，力度加重；吸氣時默念「4、5、6」，手指放鬆。

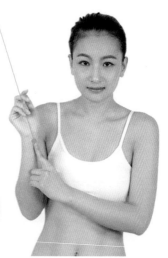

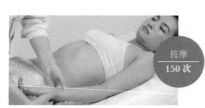

按摩
150次

肝炎穴 行氣止痛、疏經活絡

定位▸ 位於腳踝內側上 2 寸處，肝區中的一個敏感區。

按摩▸ 將拇指伸直，其餘四指緊握踝部助力，拇指指腹於內踝上 2 寸之「肝炎穴」處進行環形揉動。呼氣時默念「1、2、3」，力度加重；吸氣時默念「4、5、6」，手指放鬆。

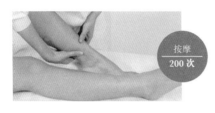

按摩
200 次

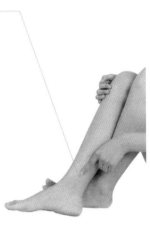

大椎 補虛寧神、疏通經絡

定位▸ 位於後正中線上，第七頸椎棘突下凹陷中。

按摩▸ 拇指和食指相對用力，捏起大椎穴處皮膚，做間斷捏揉動作。呼氣時默念「1、2、3」，力度加重；吸氣時默念「4、5、6」，手指放鬆。

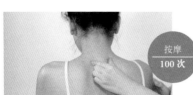

按摩
100 次

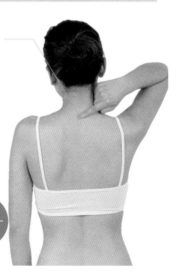

肝硬化

肝硬化是由一種或多種疾病長期形成的肝損害，肝臟細胞纖維化病變。主要致病因素有肝炎病毒、酗酒、膽汁淤積、寄生蟲感染等引起肝臟硬化、萎縮，其部份症狀與肝炎相似。肝硬化早期病人症狀較輕，主要表現為食慾不振、全身無力、腹部脹滿、上腹部不適或隱痛等，其中食慾不振是出現最早的突出症狀。

特效穴位　1. 曲池　2. 內關　3. 合谷
另外加上按揉足三里（見043頁）、太衝（見217頁）、外關（見065頁）效果會更佳。

曲池　清熱和營、降逆活絡

定位▶ 位於肘橫紋外側端，屈肘，當尺澤與肱骨外上髁連線中點。

按摩▶ 將拇指指尖放於曲池穴上由輕漸重揉按。呼氣時默念「1、2、3」，力度加重；吸氣時默念「4、5、6」，手指放鬆。

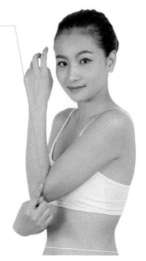

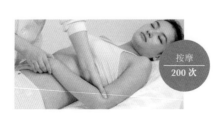

按摩
200 次

內關 理氣止痛

定位▶ 位於前臂掌側，當曲澤與大陵的連線上，腕橫紋上 2 寸，掌長肌腱與橈側腕屈肌腱之間。

按摩▶ 用拇指指腹以順時針的方向按揉內關穴。呼氣時默念「1、2、3」，力度加重；吸氣時默念「4、5、6」，手指放鬆。

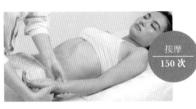

按摩
150 次

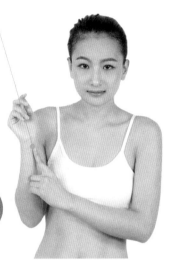

合谷 鎮靜止痛、通經活絡

定位▶ 位於手背，第一、第二掌骨間，當第二掌骨橈側的中點處。

按摩▶ 用拇指和食指兩指相對置於合谷穴處，用扣掐法扣掐。呼氣時默念「1、2、3」，力度加重；吸氣時默念「4、5、6」，手指放鬆。

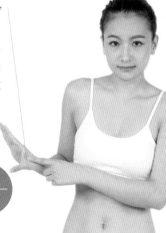

按摩
200 次

消化性潰瘍

消化性潰瘍主要指發生在胃和十二指腸的慢性潰瘍，以週期性發作、節律性上腹部疼痛為主要特徵。本病絕大多數（95% 以上）發病部位位於胃和十二指腸，故又稱胃十二指腸潰瘍。本病的總發病率佔人口的 5%～10%，十二指腸潰瘍較胃潰瘍多見，以青壯年多發，男多於女，兒童亦可發病。

特效穴位　1. 中脘　2. 內關　3. 至陽
另外加上按揉脾俞（見 118 頁）效果會更佳。

中脘　健脾化濕、補中和胃

定位▶ 位於上腹部，前正中線上，當臍中上 4 寸。

按摩▶ 用掌根揉按中脘穴，以順時針的方向做迴旋動作，按揉至皮膚出現酸痛感為宜。呼氣時默念「1、2、3」，力度加重；吸氣時默念「4、5、6」，放鬆。

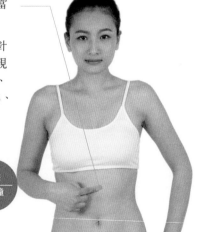

按摩
5 分鐘

內關 寧心安神、理氣止痛

定位▶ 位於前臂掌側，腕橫紋上 2 寸，掌長肌腱與橈側腕屈肌腱之間。

按摩▶ 用拇指指腹以順時針的方向輕輕按揉手臂的內關穴，有節律地一按一鬆。呼氣時默念「1、2、3」，力度加重；吸氣時默念「4、5、6」，手指放鬆。

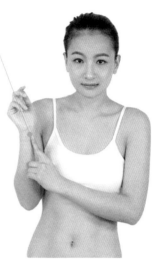

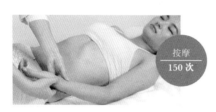

按摩
150 次

至陽 壯陽益氣、安和五臟

定位▶ 位於背部，當後正中線上，第七胸椎棘突下凹陷中。

按摩▶ 用拇指指腹用力按揉至陽穴，以局部皮膚有酸脹感為度。呼氣時默念「1、2、3」，力度加重；吸氣時默念「4、5、6」，手指放鬆。

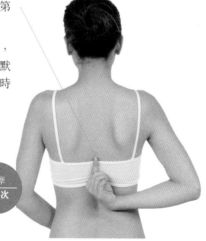

按摩
200 次

膽結石

膽結石是指發生在膽囊內的結石所引起的疾病，是一種常見病，隨年齡增長，發病率也逐漸升高，且女性明顯多於男性。隨着生活水平的提高，飲食習慣的改變，衛生條件的改善，我國的膽石症已由以膽管的膽色素結石為主逐漸轉變為以膽囊膽固醇結石為主。

特效穴位 　1. 期門　　2. 陽陵泉　　3. 丘墟

另外加上按揉太衝（見 217 頁）效果會更佳。

期門　疏肝利膽、理氣活血

定位▸ 位於胸部，當乳頭直下，第六肋間隙，前正中線旁開 4 寸。

按摩▸ 用手掌順時針按摩期門穴，以局部皮膚有酸脹感為度。呼氣時默念「1、2、3」，力度加重；吸氣時默念「4、5、6」，手掌放鬆。

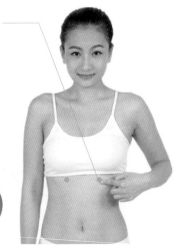

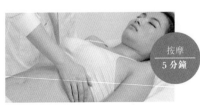

按摩
5 分鐘

陽陵泉 疏肝利膽、通調經絡

定位▶ 位於小腿外側，當腓骨頭前下方凹陷處。

按摩▶ 用拇指指腹揉按陽陵泉穴，以局部皮膚有酸脹感為度。呼氣時默念「1、2、3」，力度加重；吸氣時默念「4、5、6」，手指放鬆。

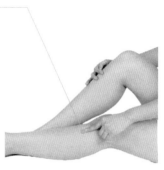

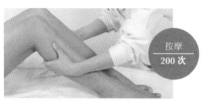

按摩
200 次

丘墟 健脾利濕、洩熱退黃

定位▶ 位於足外踝的前下方，當趾長伸肌腱的外側凹陷處。

按摩▶ 用拇指指腹點按丘墟穴，以局部皮膚有酸脹感為度。呼氣時默念「1、2、3」，力度加重；吸氣時默念「4、5、6」，手指放鬆。

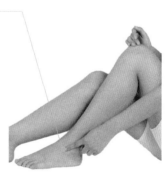

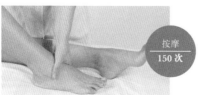

按摩
150 次

脫肛

脫肛又稱直腸脫垂，是直腸黏膜或直腸壁全層脫出於肛門之外的病症。臨床上可根據其脫垂程度分為部份脫垂和完全脫垂。本病常因年老體弱，產後或久病體虛，久痢久洩，或素患痔疾，排便用力太過，以及小兒經常啼哭，慢性咳嗽等，致使直腸黏膜下層組織和肛門括約肌鬆弛無力而發病。

特效穴位　　1. 滑肉門　　2. 天樞　　3. 氣海
另外加上按揉關元（見 099 頁）效果會更佳。

滑肉門 健脾化濕、益氣固脫

定位▶ 位於上腹部，當臍中上 1 寸，距前正中線 2 寸。

按摩▶ 雙手拇指以順時針方向按摩兩側滑肉門穴，以局部皮膚有酸脹感為度。呼氣時默念「1、2、3」，力度加重；吸氣時默念「4、5、6」，手指放鬆。

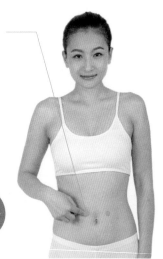

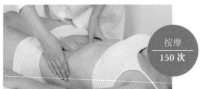

按摩
150 次

天樞 調理胃腸、潤腸通便

定位▸ 位於腹中部，距臍中 2 寸。

按摩▸ 用拇指同時以順時針方向按摩兩側天樞穴，以局部皮膚有酸脹感為度。呼氣時默念「1、2、3」，力度加重；吸氣時默念「4、5、6」，手指放鬆。

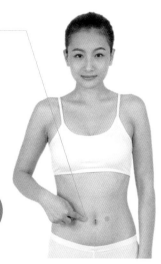

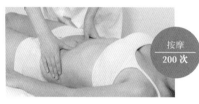

按摩
200 次

氣海 益氣助陽、升提固脫

定位▸ 位於下腹部，前正中線上，當臍中下 1.5 寸。

按摩▸ 將食指、中指、無名指併攏，垂直向下點按氣海穴，以局部皮膚有酸脹感為度。呼氣時默念「1、2、3」，力度加重；吸氣時默念「4、5、6」，手指放鬆。

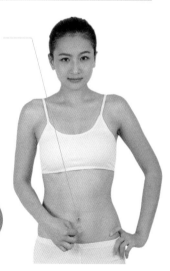

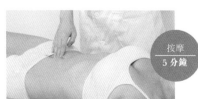

按摩
5 分鐘

痔瘡

　　痔瘡又稱痔核，是肛門科最常見的疾病。臨床上分為三種類型：位於齒線以上的為內痔，在肛門齒線外的為外痔，二者混合存在的稱混合痔。外痔主要表現為感染發炎或形成血栓外痔時，則局部腫痛；內痔主要表現為便後帶血，重者有不同程度貧血。中醫認為本病多由大腸素積濕熱，或過食炙烤辛辣之物所致。

| 特效穴位 | 1. **百會**　2. **二白**　3. **足三里** |
| | 另外加上按中脘（見 049 頁）、大腸俞（見 103 頁）、八髎（見 113 頁）效果會更佳。 |

百會　活血化瘀、升陽舉陷

定位▶ 位於頭部，當前髮際正中直上5寸，或兩耳尖連線的中點處。

按摩▶ 用食指、中指指腹在百會穴上稍用力向下按壓，以局部皮膚有酸脹感為度。呼氣時默念「1、2、3」，力度加重；吸氣時默念「4、5、6」，手指放鬆。

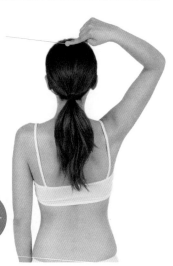

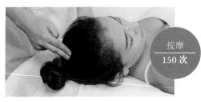

按摩
150 次

二白 調和氣血、緩急止痛

定位▸ 位於前臂掌側，腕橫紋上 4 寸，橈側腕屈肌腱的兩側，一側二穴。

按摩▸ 用拇指指腹按揉二白穴，以局部皮膚有酸脹感為度。呼氣時默念「1、2、3」，力度加重；吸氣時默念「4、5、6」，手指放鬆。

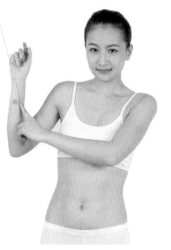

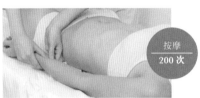

按摩
200 次

足三里 扶正培元、通經活絡

定位▸ 位於小腿前外側，當犢鼻下 3 寸，距脛骨前緣一橫指（中指）。

按摩▸ 用拇指指腹在足三里上用力向下按壓，有節律地一按一鬆。呼氣時默念「1、2、3」，力度加重；吸氣時默念「4、5、6」，手指放鬆。

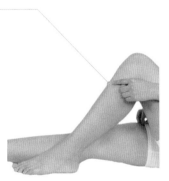

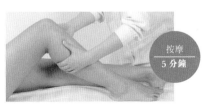

按摩
5 分鐘

泌尿生殖系統疾病

尿道炎

尿道炎是由於尿道損傷、尿道內異物、尿道梗阻、鄰近器官出現炎症或性生活不潔等原因引起的尿道細菌感染。因女性尿道短、直，所以多見於女性患者。患有尿道炎的人常會有尿頻、尿急，排尿時有燒灼感以致排尿困難症狀，而且有的還有較多尿道分泌物，開始為黏液性，逐漸變為膿性。

特效穴位 1. 腎俞　2. 關元　3. 陰陵泉
另外加上按揉命門（見 107 頁）、中極（見 145 頁）效果會更佳。

腎俞　補益脾腎、通調氣機

定位▶ 位於腰部，當第二腰椎棘突下，旁開 1.5 寸。

按摩▶ 用食指指腹揉搓腎俞穴，直至患者感到痠脹為宜。呼氣時默念「1、2、3」，力度加重；吸氣時默念「4、5、6」，手指放鬆。

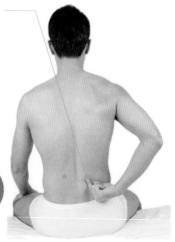

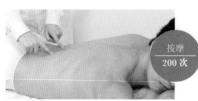

按摩
200 次

關元 固本培元、導赤通淋

定位▶ 位於下腹部，前正中線上，當臍中下 3 寸。

按摩▶ 將食指、中指、無名指緊併，用三指指腹按揉關元穴。呼氣時默念「1、2、3」，力度加重；吸氣時默念「4、5、6」，手指放鬆。

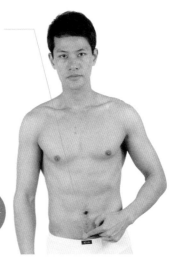

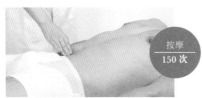

按摩
150 次

陰陵泉 健脾理氣、益腎利濕

定位▶ 位於小腿內側，脛骨內側髁下緣與脛骨內側緣之間的凹陷中。

按摩▶ 將中指、食指併攏，用兩指指腹推揉陰陵泉穴，以有酸麻脹痛感為佳。呼氣時默念「1、2、3」，力度加重；吸氣時默念「4、5、6」，手指放鬆。

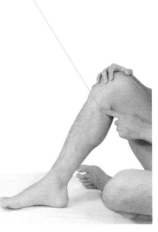

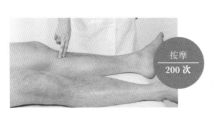

按摩
200 次

慢性腎炎

　　慢性腎炎是一種以慢性腎小球病變為主的腎小球疾病，也是一種常見的慢性腎臟疾病。此病潛伏時間長，病情發展緩慢，它可發生於任何年齡，但以青、中年男性為主，病程長達 1 年以上。慢性腎炎的症狀各異，大部份患者有明顯血尿、浮腫、高血壓症狀，並有全身乏力、納差、腹脹、貧血等病症。

特效穴位　1. 神門　2. 合谷　3. 公孫
另外加上按揉內關（見 045 頁）、湧泉（見 029 頁）效果會更佳。

神門　養心安神

定位▶ 位於腕部，腕掌側橫紋尺側端，尺側腕屈肌腱的橈側凹陷處。

按摩▶ 用拇指指腹揉按神門穴，力度由輕漸重。呼氣時默念「1、2、3」，力度加重；吸氣時默念「4、5、6」，手指放鬆。

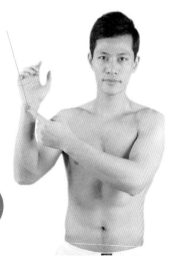

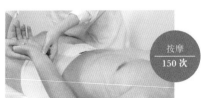

按摩
150 次

合谷　通經活絡

定位▶ 位於手背，第一、第二掌骨間，當第二掌骨橈側的中點處。

按摩▶ 拇指與食指相對成鉗形掐按合谷穴，力度由輕漸重，以局部有酸脹感為宜。呼氣時默念「1、2、3」，力度加重；吸氣時默念「4、5、6」，手指放鬆。

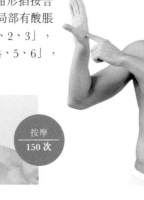

按摩
150 次

公孫　健脾化濕、調衝任

定位▶ 位於足內側緣，當第一跖骨基底的前下方。

按摩▶ 用拇指指腹按壓公孫穴，以局部有酸脹感為宜。呼氣時默念「1、2、3」，力度加重；吸氣時默念「4、5、6」，手指放鬆。

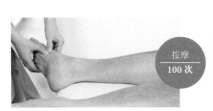

按摩
100 次

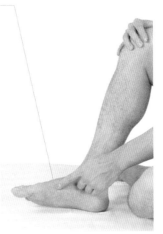

前列腺炎

前列腺炎是現在社會上成年男性常見病之一，是由多種複雜原因和誘因引起的前列腺的炎症。前列腺炎的臨床表現多樣化，以尿道刺激症狀和慢性盆腔疼痛為其主要表現。其中尿道症狀為尿急、尿頻，排尿時有燒灼感、排尿疼痛，可伴有排尿終末血尿或尿道膿性分泌物等。

特效穴位　1. 中脘　2. 水道　3. 大腸俞

中脘　健脾化濕、降逆利水

定位▶ 位於上腹部，前正中線上，當臍中上4寸。

按摩▶ 一手半握拳，拇指伸直，將拇指指腹放在中脘穴上，適當用力揉按。呼氣時默念「1、2、3」，力度加重；吸氣時默念「4、5、6」，手指放鬆。

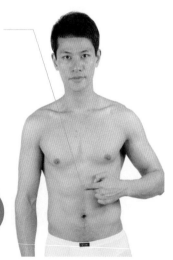

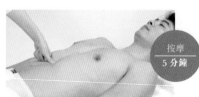

按摩
5分鐘

水道　利尿通淋、清熱利濕

定位▶ 位於下腹部，當臍中下 3 寸，距前正中線 2 寸。

按摩▶ 四指合攏，用四指的指腹點按水道穴。呼氣時默念「1、2、3」，力度加重；吸氣時默念「4、5、6」，手指放鬆。

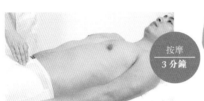

按摩
3 分鐘

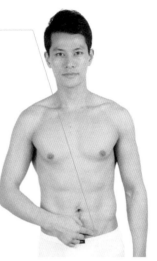

大腸俞　理氣降逆、清利三焦

定位▶ 位於腰部，當第四腰椎棘突下，旁開 1.5 寸。

按摩▶ 用手掌根部揉按大腸俞穴，至局部皮膚潮紅發熱為宜。呼氣時默念「1、2、3」，力度加重；吸氣時默念「4、5、6」，手掌放鬆。

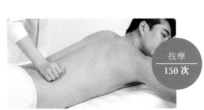

按摩
150 次

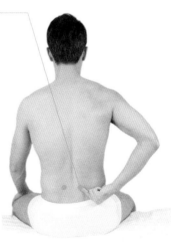

膀胱炎

膀胱炎是泌尿系統最常見的疾病，多見於女性。膀胱炎大多是由於細菌感染所引起，過於勞累、受涼、長時間憋尿、性生活不潔也容易發病。初起表現症狀輕微，僅有膀胱刺激症狀，如尿頻、尿急、尿痛、膿尿、血尿等，經治療，病情會很快痊癒。膀胱炎分為急性與慢性兩種，兩者可互相轉化。

特效穴位　1. 氣海　2. 曲骨　3. 三焦俞
另外加上按揉關元（見 099 頁）、中極（見 145 頁）、三陰交（見 147 頁）效果會更佳。

氣海　益氣助陽

定位▶ 位於下腹部，前正中線上，當臍中下 1.5 寸。

按摩▶ 用拇指指腹點按氣海穴，以潮紅發熱為宜。呼氣時默念「1、2、3」，力度加重；吸氣時默念「4、5、6」，手指放鬆。

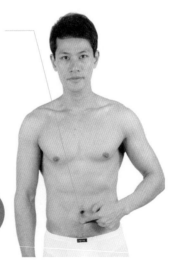

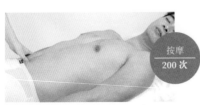

按摩
200 次

曲骨　通利膀胱氣機

定位▶ 位於下腹部，當前正中線上，恥骨聯合上緣的中點處。

按摩▶ 將拇指指腹放在曲骨穴上揉按，以有酸麻脹痛感為佳。呼氣時默念「1、2、3」，力度加重；吸氣時默念「4、5、6」，手指放鬆。

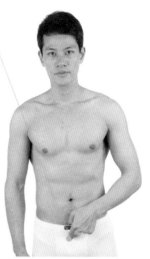

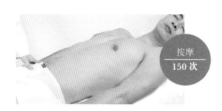

按摩
150 次

三焦俞　調三焦、利濕熱

定位▶ 位於腰部，當第一腰椎棘突下，旁開 1.5 寸。

按摩▶ 用雙手拇指指腹同時按壓腰部的三焦俞穴，以有酸脹感為宜。呼氣時默念「1、2、3」，力度加重；吸氣時默念「4、5、6」，手指放鬆。

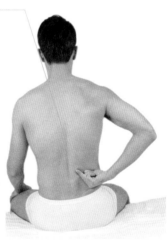

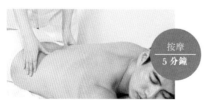

按摩
5 分鐘

早洩

　　早洩是指性交時間極短，或陰莖插入陰道就射精，隨後陰莖即疲軟，不能正常進行性交的一種病症，是一種最常見的男性性功能障礙。中醫認為本病多由於房勞過度或頻繁手淫，導致腎精虧耗，腎陰不足，相火偏亢，或體虛羸弱，虛損遺精日久，腎氣不固，導致腎陰陽俱虛所致。

特效穴位 1. 心俞　2. 命門　3. 環跳

另外加上按揉腎俞（見 098 頁）、崑崙（見 165 頁）、湧泉（見 029 頁）效果會更佳。

心俞　寬胸理氣、補益心氣

定位▸ 位於背部，當第五胸椎棘突下，旁開 1.5 寸。

按摩▸ 將雙手拇指指腹放於兩側心俞穴上推按，以有酸麻脹痛感為佳。呼氣時默念「1、2、3」，力度加重；吸氣時默念「4、5、6」，手指放鬆。

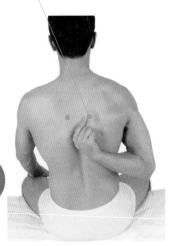

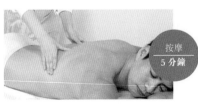

按摩
5 分鐘

命門　補腎壯陽

定位▶ 位於腰部，當後正中線上，第二腰椎棘突下凹陷中。

按摩▶ 將食指、中指指腹放於命門穴上，微用力壓揉，以局部有酸脹感為宜。呼氣時默念「1、2、3」，力度加重；吸氣時默念「4、5、6」，手指放鬆。

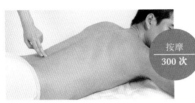

按摩
300 次

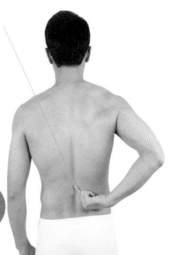

環跳　疏經通絡、強腰益腎

定位▶ 側臥屈股，位於股骨大轉子最凸點與骶管裂孔連線的外 1/3 與中 1/3 交點處。

按摩▶ 用手掌根揉按環跳穴，以局部有酸脹感為宜。呼氣時默念「1、2、3」，力度加重；吸氣時默念「4、5、6」，手掌放鬆。

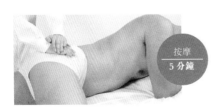

按摩
5 分鐘

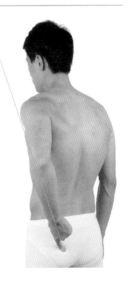

陽痿

陽痿即勃起功能障礙，是指在企圖性交時，陰莖勃起硬度不足於插入陰道，或陰莖勃起硬度維持時間不足於完成滿意的性生活。男性的勃起是一個複雜的過程，與大腦、激素、情感、神經、肌肉和血管等都有關聯。前面一個或多個原因都有可能導致男性勃起功能障礙。

特效穴位
1. 神闕　2. 氣海　3. 腰陽關
另外加上按揉關元（見 099 頁）、中極（見 145 頁）、命門（見 107 頁）效果會更佳。

神闕　培腎固本、溫補下元

定位▶ 位於腹中部，臍中央。

按摩▶ 用掌根按揉神闕穴，逆時針方向做小幅度的揉轉，以臍下有溫熱感為度。呼氣時默念「1、2、3」，力度加重；吸氣時默念「4、5、6」，手掌放鬆。

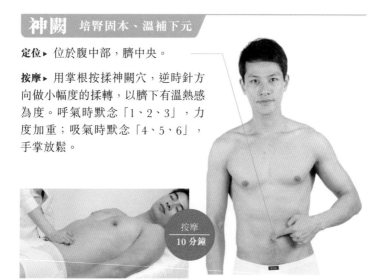

按摩
10 分鐘

氣海　益氣助陽、調經固經

定位▸ 位於下腹部，前正中線上，臍中下 1.5 寸。

按摩▸ 用魚際按揉氣海穴，以有酸麻脹痛感為佳。呼氣時默念「1、2、3」，力度加重；吸氣時默念「4、5、6」，手掌放鬆。

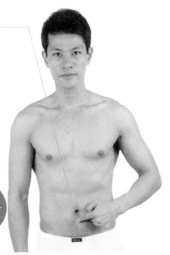

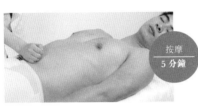

按摩
5分鐘

腰陽關　溫腎壯陽、補益元氣

定位▸ 位於腰部，當後正中線上，第四腰椎棘突下凹陷中。

按摩▸ 用拇指指腹按揉腰陽關穴，以小腹部透熱為度。呼氣時默念「1、2、3」，力度加重；吸氣時默念「4、5、6」，手指放鬆。

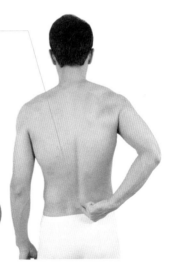

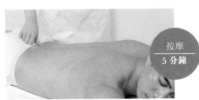

按摩
5分鐘

遺精

遺精是指無性交而精液自行外洩的一種男性疾病。睡眠時精液外洩者為夢遺；清醒時精液外洩者為滑精。無論是夢遺還是滑精都統稱為遺精。一般成人男性遺精一週不超過 1 次屬正常的生理現象；如果一週數次或一日數次，並伴有精神委靡、腰酸腿軟、心慌氣喘，則屬於病理性遺精。

特效穴位　1. 內關　2. 足三里　3. 太溪
另外加上按揉三陰交（見 147 頁）、湧泉（見 029 頁）效果會更佳。

內關　養心安神

定位▶ 位於前臂掌側，當曲澤與大陵的連線上，腕橫紋上 2 寸，掌長肌腱與橈側腕屈肌腱之間。

按摩▶ 將拇指指腹放於內關穴上輕輕揉按，以有酸麻脹痛感為佳。呼氣時默念「1、2、3」，力度加重；吸氣時默念「4、5、6」，手指放鬆。

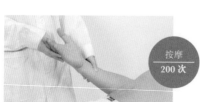

按摩
200 次

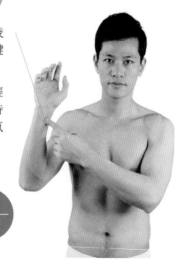

足三里 扶正培元、通經活絡

定位▶ 位於小腿前外側，當犢鼻下 3 寸，距脛骨前緣一橫指（中指）。

按摩▶ 用拇指指腹微用力壓揉足三里穴，以局部有酸脹感為宜。呼氣時默念「1、2、3」，力度加重；吸氣時默念「4、5、6」，手指放鬆。

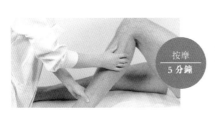

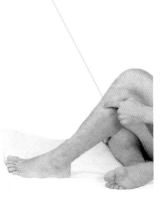

按摩
5分鐘

太溪 滋陰降火、護腎攝精

定位▶ 位於足內側，內踝後方，當內踝尖與跟腱之間的凹陷處。

按摩▶ 將拇指指腹放於足內側的太溪穴上，微用力按壓，以局部有酸脹感為宜。呼氣時默念「1、2、3」，力度加重；吸氣時默念「4、5、6」，手指放鬆。

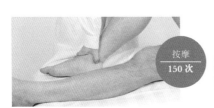

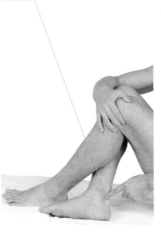

按摩
150次

陰囊潮濕

陰囊潮濕是指由於脾虛腎虛、藥物過敏、缺乏維生素、真菌滋生等原因引起的男性陰囊糜爛、潮濕、瘙癢等症狀，是一種男性特有的皮膚病，可分為急性期、亞急性期、慢性期三個過程。陰囊潮濕的原因比較複雜，有內部因素，也有外部因素。中醫認為，風邪、濕邪、熱邪、血虛、蟲淫等為致病的主要原因。

特效穴位　1. 秩邊　2. 命門　3. 八髎

秩邊　調二陰、理下焦

定位▶ 位於臀部，平第四骶後孔，骶正中嵴旁開 3 寸。

按摩▶ 用雙手拇指指腹按揉雙側秩邊穴，以局部有酸脹感為宜。呼氣時默念「1、2、3」，力度加重；吸氣時默念「4、5、6」，手指放鬆。

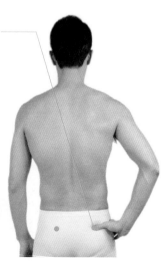

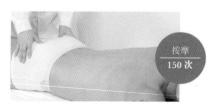

按摩
150 次

命門 補腎壯陽

定位▶ 位於腰部，當後正中線上，第二腰椎棘突下凹陷中。

按摩▶ 用拇指指腹按壓命門穴，以局部皮膚有酸脹感為度。呼氣時默念「1、2、3」，力度加重；吸氣時默念「4、5、6」，手指放鬆。

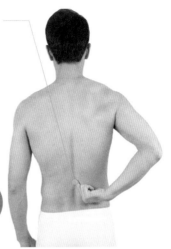

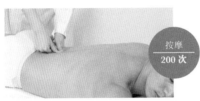

按摩
200 次

八髎 調理下元、清利濕熱

定位▶ 位於骶椎，左右共 8 個穴位，分別在第一、第二、第三、第四骶後孔中，合稱「八髎」。

按摩▶ 用手掌大小魚際推擦八髎穴，從上向下往返摩擦。呼氣時默念「1、2、3」，力度加重；吸氣時默念「4、5、6」，手掌放鬆。

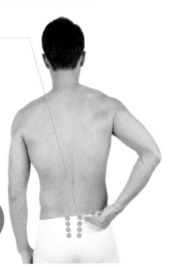

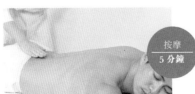

按摩
5 分鐘

性冷淡

　　性冷淡是指由於疾病、精神、年齡等因素導致的性慾缺乏，即對性生活缺乏興趣。性冷淡主要生理症狀體現在：性愛撫無反應或快感反應不足；無性愛快感或快感不足，遲鈍，缺乏性高潮；性器官發育不良或性器官萎縮、老化，細胞缺水，活性不足等。心理症狀主要是對性愛恐懼、厭惡及心理抵觸等。

特效穴位　1. 神闕　2. 京門　3. 會陽
另外再加上按揉腎俞（見098頁）效果會更佳。

神闕　溫補肝脾腎

定位▶ 位於腹中部，臍中央。

按摩▶ 用拇指指腹按揉神闕穴，按摩時，宜緩慢輕柔，使之有一種舒坦的感覺。呼氣時默念「1、2、3」，力度加重；吸氣時默念「4、5、6」，手指放鬆。

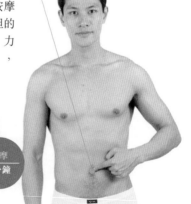

按摩
5分鐘

京門　溫陽益腎

定位▸ 位於側腰部，章門後 1.8 寸，當第十二肋骨游離端的下方。

按摩▸ 用雙手拇指指腹同時揉按京門穴，以潮紅發熱為度。呼氣時默念「1、2、3」，力度加重；吸氣時默念「4、5、6」，手指放鬆。

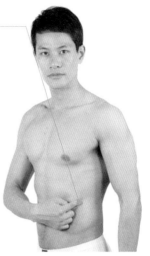

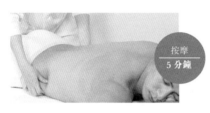

按摩
5 分鐘

會陽　溫陽益腎、調補下元

定位▸ 位於骶部，尾骨端旁開 0.5 寸。

按摩▸ 用兩手拇指指腹按揉會陽穴，按摩時，宜緩慢輕柔，使之有一種舒坦的感覺。呼氣時默念「1、2、3」，力度加重；吸氣時默念「4、5、6」，手指放鬆。

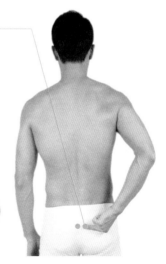

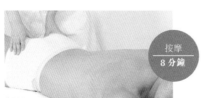

按摩
8 分鐘

不育症

　　生育的基本條件是要具有正常的性功能和能與卵子結合的正常精子。不育症指正常育齡夫婦婚後有正常性生活，不避孕，卻未生育。在已婚夫婦中發生不育者有15%，其中單純女性因素為50%，單純男性因素為30%左右。男性多由於男性內分泌疾病、生殖道感染、男性性功能障礙等引起。

特效穴位　1. 關元　2. 足三里　3. 蠡溝
另外再加上按揉三陰交（見 147 頁）、腎俞（見098 頁）、命門（見 107 頁）效果會更佳。

關元　固本培元、溫補腎陽

定位▶ 位於下腹部，前正中線上，當臍中下 3 寸。

按摩▶ 將食指、中指併攏，用兩指指腹按揉關元穴，以局部酸脹為佳。呼氣時默念「1、2、3」，力度加重；吸氣時默念「4、5、6」，手指放鬆。

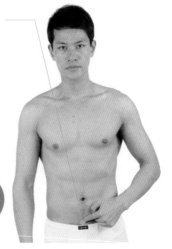

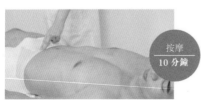

按摩
10 分鐘

足三里 扶正培元、補益脾腎

定位▸ 位於小腿前外側，當犢鼻下3寸，距脛骨前緣一橫指（中指）。

按摩▸ 用拇指指腹揉按足三里穴，以潮紅發熱為度。呼氣時默念「1、2、3」，力度加重；吸氣時默念「4、5、6」，手指放鬆。

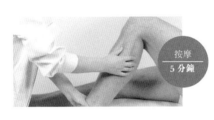

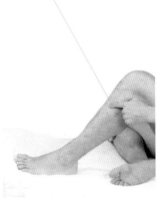

按摩
5分鐘

蠡溝 疏肝理氣

定位▸ 位於小腿內側，當足內踝尖上5寸，脛骨內側面的中央。

按摩▸ 用拇指指腹揉按蠡溝穴，以潮紅發熱為度。呼氣時默念「1、2、3」，力度加重；吸氣時默念「4、5、6」，手指放鬆。

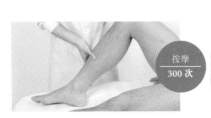

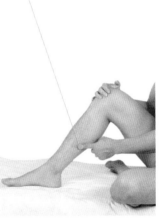

按摩
300次

❻ 內分泌及循環系統疾病

糖尿病

糖尿病是由於血中胰島素相對不足，導致血糖過高，出現糖尿，進而引起脂肪和蛋白質代謝紊亂的常見內分泌代謝性疾病。臨床上可出現多尿、煩渴、多飲、多食、消瘦等表現，持續高血糖與長期代謝紊亂等症狀可導致眼、腎、心腦血管系統及神經系統的損害及其功能障礙或衰竭。

特效穴位　　1. 脾俞　2. 三焦俞　3. 腎俞

脾俞　清胃瀉火、和中養陰

定位▶ 位於背部，當第十一胸椎棘突下，旁開 1.5 寸。

按摩▶ 用雙手拇指指腹同時點揉脾俞穴，以局部有酸脹感為宜。呼氣時默念「1、2、3」，力度加重；吸氣時默念「4、5、6」，手指放鬆。

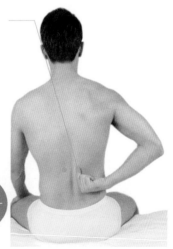

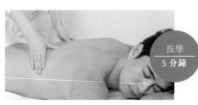

按摩
5分鐘

三焦俞 調三焦、清濕熱

定位▶ 位於腰部，當第一腰椎棘突下，旁開 1.5 寸。

按摩▶ 將雙手拇指指腹同時放於三焦俞穴上，微微用力壓揉，以局部有酸脹感為宜。呼氣時默念「1、2、3」，力度加重；吸氣時默念「4、5、6」，手指放鬆。

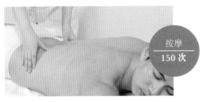

按摩
150 次

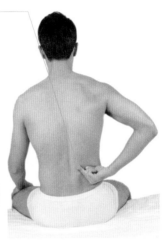

腎俞 滋陰益腎、培元固本

定位▶ 位於腰部，當第二腰椎棘突下，旁開 1.5 寸。

按摩▶ 雙手交疊放在腎俞穴上，用手掌根部揉按，力度由輕到重。呼氣時默念「1、2、3」，力度加重；吸氣時默念「4、5、6」，手掌放鬆。

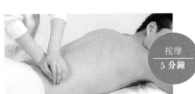

按摩
5 分鐘

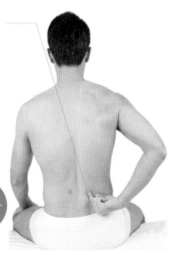

高血脂

血脂主要是指血清中的膽固醇和三酰甘油。無論是膽固醇含量增高，還是三酰甘油的含量增高，或是兩者皆增高，統稱為高血脂。高血脂可直接引起一系列嚴重危害人體健康的疾病，如腦卒中、冠心病、心肌梗死、心臟猝死等危險病症，也是導致高血壓、糖耐量異常、糖尿病的一個重要危險因素。

特效穴位　1. 膻中　2. 上脘　3. 氣海
另外再加上按揉中脘（見 102 頁）、建里（見 081 頁）、關元（見 099 頁）效果會更佳。

膻中　活血通絡、清肺寬胸

定位▶ 位於胸部，當前正中線上，平第四肋間，兩乳頭連線的中點。

按摩▶ 將食指、中指、無名指併攏，三指指腹放於胸前膻中穴上按揉。呼氣時默念「1、2、3」，力度加重；吸氣時默念「4、5、6」，手指放鬆。

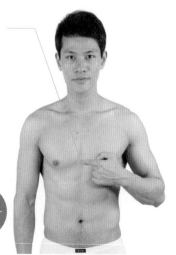

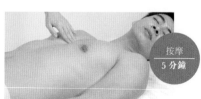

按摩
5分鐘

上脘　通利腸腑、降濁消脂

定位▶ 位於上腹部，前正中線上，臍中上 5 寸。

按摩▶ 將食指、中指、無名指併攏推揉上脘穴，以有酸麻脹痛感為佳。呼氣時默念「1、2、3」，力度加重；吸氣時默念「4、5、6」，手指放鬆。

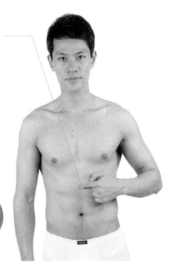

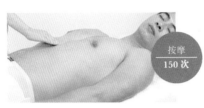

按摩
150 次

氣海　益氣助陽、健脾益腎

定位▶ 位於下腹部，前正中線上，當臍中下 1.5 寸。

按摩▶ 將食指、中指併攏，放於下腹部揉按氣海穴，力度適中，以有酸麻脹痛感為佳。呼氣時默念「1、2、3」，力度加重；吸氣時默念「4、5、6」，手指放鬆。

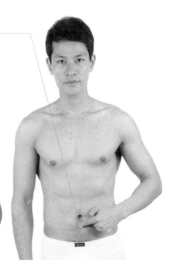

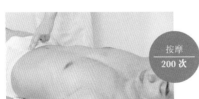

按摩
200 次

甲亢

甲亢全稱甲狀腺功能亢進症，俗稱「大脖子病」，是由於甲狀腺激素分泌增多，造成身體功能各系統的興奮和代謝亢進現象。主要臨床表現為：多食、消瘦、畏熱、好動、多汗、失眠、激動、易怒等高代謝症候群，由於神經和循環系統的興奮，出現不同程度的甲狀腺腫大和眼突、手顫等特徵。

特效穴位　1. 大椎　2. 內關　3. 風池
另外再加上按揉神門（見 100 頁）、三陰交（見 147 頁）、太衝（見 217 頁）效果會更佳。

大椎　祛風散寒、寧心安神

定位▶ 位於後正中線上，第七頸椎棘突下凹陷中。

按摩▶ 將食指、中指併攏放於大椎穴上用力按揉，以有酸麻脹痛感為佳。呼氣時默念「1、2、3」，力度加重；吸氣時默念「4、5、6」，手指放鬆。

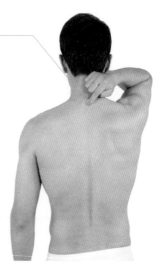

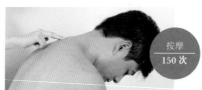

按摩
150 次

內關　寧心安神、理氣止痛

定位▶ 位於前臂掌側，當曲澤與大陵的連線上，腕橫紋上 2 寸，掌長肌腱與橈側腕屈肌腱之間。

按摩▶ 將拇指指腹放於內關穴上用力揉按，以皮膚有酸脹感為宜。呼氣時默念「1、2、3」，力度加重；吸氣時默念「4、5、6」，手指放鬆。

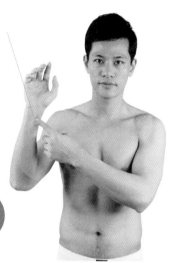

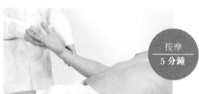

按摩
5 分鐘

風池　疏通經絡、寧心安神

定位▶ 位於項部，當枕骨之下，與風府相平，胸鎖乳突肌與斜方肌上端之間的凹陷處。

按摩▶ 拇指和食指相對成鉗形拿捏風池穴。呼氣時默念「1、2、3」，力度加重；吸氣時默念「4、5、6」，手指放鬆。

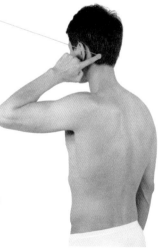

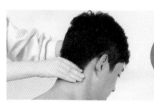

按摩
150 次

痛風

痛風又稱「高尿酸血症」，是由於人體體內嘌呤物質新陳代謝發生紊亂，導致尿酸產生過多或排出減少所引起的疾病，屬於關節炎的一種。尿酸過高，尿酸鹽結晶沉積在關節、軟骨和腎臟中，病變常侵犯關節、腎臟等組織引起反覆發作性炎性疾病，如急性關節炎、痛風石、尿路結石、腎絞痛等病症。

特效穴位 1.膻中 2.內關 3.復溜
另外再加上按揉崑崙（見165頁）、太衝（見217頁）效果會更佳。

膻中 活血通絡、行氣止痛

定位▶ 位於胸部，當前正中線上，平第四肋間，兩乳頭連線的中點。

按摩▶ 將食指、中指、無名指併攏，三指指腹放於膻中穴上順時針方向按揉。呼氣時默念「1、2、3」，力度加重；吸氣時默念「4、5、6」，手指放鬆。

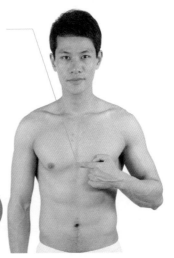

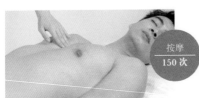

按摩
150次

內關 寧心安神、理氣止痛

定位▶ 位於前臂掌側，當曲澤與大陵的連線上，腕橫紋上 2 寸，掌長肌腱與橈側腕屈肌腱之間。

按摩▶ 將拇指指腹放於內關穴上輕輕揉按，以局部有酸痛感為宜。呼氣時默念「1、2、3」，力度加重；吸氣時默念「4、5、6」，手指放鬆。

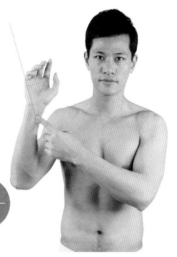

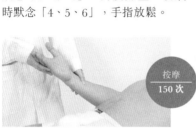

按摩
150 次

復溜 補腎益氣、清熱消腫

定位▶ 位於小腿內側，太溪直上 2 寸，跟腱的前方。

按摩▶ 拇指與食指、中指相對成鉗形用力拿捏復溜穴。呼氣時默念「1、2、3」，力度加重；吸氣時默念「4、5、6」，手指放鬆。

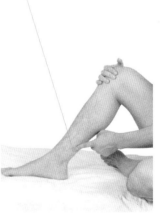

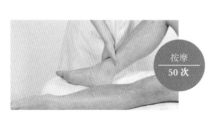

按摩
50 次

中暑

中暑指長時間在高溫和熱輻射的作用下，機體出現以體溫調節障礙，水、電解質代謝紊亂及神經系統與循環系統障礙為主要表現的急性疾病。主要症狀有頭痛、頭暈、口渴、多汗、發熱、惡心、嘔吐、胸悶、四肢無力發酸、脈搏細速、血壓下降，重症者有頭痛劇烈、昏厥、昏迷、痙攣等症狀。

特效穴位 1. 百會　2. 太陽　3. 風池
另外再加上按揉大椎（見 122 頁）、曲池（見 141 頁）效果會更佳。

百會　提神醒腦

定位▸ 位於頭部，當前髮際正中直上5寸，或兩耳尖連線的中點處。

按摩▸ 將拇指指腹放於百會穴上，先適當用力壓揉，再向四周放射性刮壓，力度適中。呼氣時默念「1、2、3」，力度加重；吸氣時默念「4、5、6」，手指放鬆。

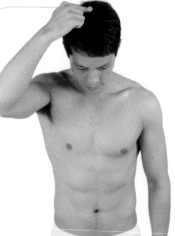

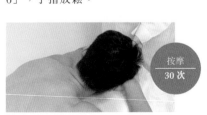

按摩
30次

太陽　醒神開竅、通絡止痛

定位▸ 位於顳部，當眉梢與目外眥之間，向後約一橫指的凹陷處。

按摩▸ 用拇指指腹以順時針方向按揉太陽穴，以有酸脹感為宜。呼氣時默念「1、2、3」，力度加重；吸氣時默念「4、5、6」，手指放鬆。

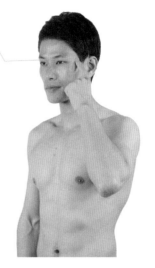

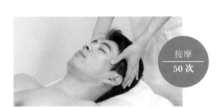

按摩
50次

風池　疏風清熱、解暑

定位▸ 位於項部，當枕骨之下，與風府相平，胸鎖乳突肌與斜方肌上端之間的凹陷處。

按摩▸ 將雙手拇指指尖放於兩側的風池穴上掐按。呼氣時默念「1、2、3」，力度加重；吸氣時默念「4、5、6」，手指放鬆。

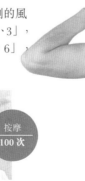

按摩
100次

水腫

水腫是指血管外的組織間隙中有過多的體液積聚，為臨床常見症狀之一。水腫是全身出現氣化功能障礙的一種表現，與肺、脾、腎、三焦各臟腑密切相關。依據症狀表現不同而分為陽水、陰水二類，常見於腎炎、肺心病、肝硬化、營養障礙及內分泌失調等疾病。

特效穴位　1. 水分　2. 陰陵泉　3. 中都
另外再加上按揉復溜（見 125 頁）、湧泉（見 029 頁）效果會更佳。

水分　通調水道、利尿行水

定位▶ 位於上腹部，前正中線上，當臍中上 1 寸。

按摩▶ 雙手掌重疊，順時針方向摩動水分穴，以局部皮膚潮紅發熱為宜。呼氣時默念「1、2、3」，力度加重；吸氣時默念「4、5、6」，手掌放鬆。

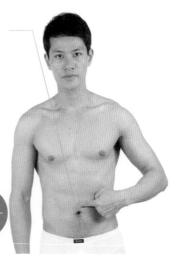

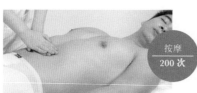

按摩
200 次

陰陵泉 益腎利濕、行氣消腫

定位▶ 位於小腿內側,當脛骨內側髁後下方凹陷處。

按摩▶ 用食指、中指、無名指抵住陰陵泉穴,用力按壓,以有酸麻脹痛感為佳。呼氣時默念「1、2、3」,力度加重;吸氣時默念「4、5、6」,手指放鬆。

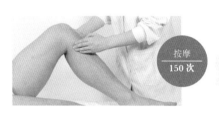

按摩
150 次

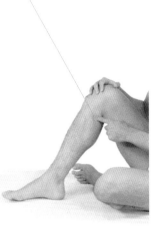

中都 理下焦、利濕滲水

定位▶ 位於小腿內側,當足內踝尖上7寸,脛骨內側面的中央。

按摩▶ 用拇指指腹按揉中都穴,以局部酸痛為度。呼氣時默念「1、2、3」,力度加重;吸氣時默念「4、5、6」,手指放鬆。

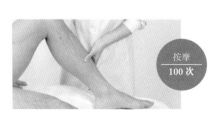

按摩
100 次

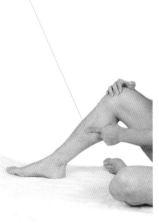

肥胖症

　　肥胖是指一定程度的明顯超重與脂肪層過厚，是體內脂肪尤其是三酰甘油積聚過多而導致的一種狀態。肥胖嚴重者容易引起血壓高、心血管病、肝臟病變、腫瘤、睡眠呼吸暫停等一系列的問題。本症狀是由於食物攝入過多或機體代謝改變而導致體內脂肪積聚過多，造成體重過度增長。

特效穴位　1. 中脘　2. 足三里　3. 豐隆

中脘　健脾化濕、促消化

定位▶ 位於上腹部，前正中線上，當臍中上 4 寸。

按摩▶ 將食指、中指、無名指三指緊併，環形揉按中脘穴，以皮膚有酸脹感為宜。呼氣時默念「1、2、3」，力度加重；吸氣時默念「4、5、6」，手指放鬆。

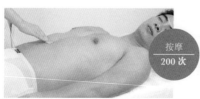

按摩
200 次

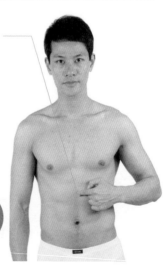

足三里 生發胃氣、燥化脾濕

定位▶ 位於小腿前外側，當犢鼻下 3 寸，距脛骨前緣一橫指（中指）。

按摩▶ 用拇指指腹按壓足三里穴，以局部有酸脹感為宜。呼氣時默念「1、2、3」，力度加重；吸氣時默念「4、5、6」，手指放鬆。

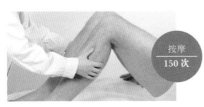

按摩
150 次

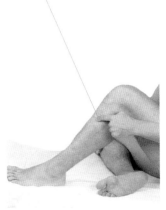

豐隆 健脾祛濕、化痰

定位▶ 位於小腿前外側，當外踝尖上 8 寸，條口外，距脛骨前緣二橫指（中指）。

按摩▶ 用拇指指腹點按豐隆穴，力度適中，以皮膚有酸脹感為宜。呼氣時默念「1、2、3」，力度加重；吸氣時默念「4、5、6」，手指放鬆。

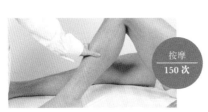

按摩
150 次

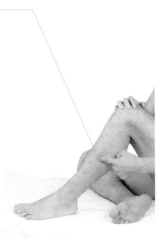

疝氣

疝氣，即人體組織或器官一部份離開了原來的部位，通過人體間隙、缺損或薄弱部位進入另一部位的狀態，俗稱「小腸串氣」，有臍疝、腹股溝直疝、斜疝、切口疝、手術復發疝、白線疝、股疝等。疝氣多是因為打噴嚏、用力過度、腹部過肥、用力排便、老年腹壁強度退行性改變等原因引起。

特效穴位   1. 氣海   2. 天樞   3. 八髎
另外再加上按揉關元（見 099 頁）、氣衝（見 220 頁）效果會更佳。

氣海   疏調任脈、行氣止痛

定位▸ 位於下腹部，前正中線上，當臍中下 1.5 寸。

按摩▸ 用手掌心來回搓熱氣海穴，以局部皮膚有溫熱感為宜。呼氣時默念「1、2、3」，力度加重；吸氣時默念「4、5、6」，手掌放鬆。

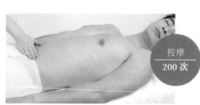

按摩
200 次

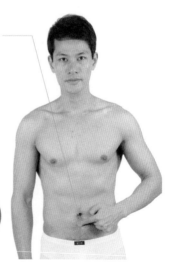

天樞　調理胃腸、行氣止痛

定位▶ 位於腹中部，距臍中 2 寸。

按摩▶ 先用雙手從下往上推按天樞穴，以局部皮膚有酸脹感為度，再用拇指指腹推按疝氣部位，以幫助突出物回納。呼氣時默念「1、2、3」，力度加重；吸氣時默念「4、5、6」，手指放鬆。

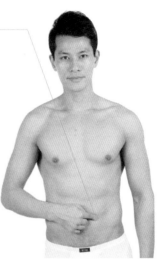

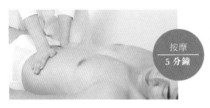

按摩
5 分鐘

八髎　溫腎散寒、補益下焦

定位▶ 位於骶椎部，又稱上髎、次髎、中髎和下髎，左右共 8 個穴位，分別在第一、第二、第三、第四骶後孔中，合稱「八髎」。

按摩▶ 用掌心按壓八髎穴。呼氣時默念「1、2、3」，力度加重；吸氣時默念「4、5、6」，手掌放鬆。

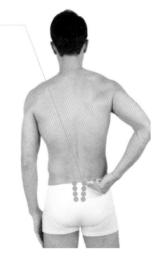

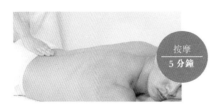

按摩
5 分鐘

痛經

　　痛經又稱「月經痛」，是指女性在月經前後或經期，出現下腹部或腰骶部劇烈疼痛，嚴重時伴有惡心、嘔吐、腹瀉，甚則昏厥。其發病原因常與精神因素、內分泌及生殖器局部病變有關。中醫認為本病多因情志鬱結，或經期受寒飲冷，以致經血滯於胞宮；或體質虛弱，胞脈失養引起疼痛。

特效穴位　1. 氣海　2. 腎俞　3. 八髎
另外再加上按揉關元（見 099 頁）效果會更佳。

氣海　益氣助陽、調經止痛

定位▸ 位於下腹部，前正中線上，當臍中下 1.5 寸。

按摩▸ 用掌心以順時針的方向按揉氣海穴，以局部有酸脹感為宜。呼氣時默念「1、2、3」，力度加重；吸氣時默念「4、5、6」，手掌放鬆。

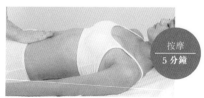

按摩
5 分鐘

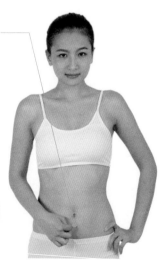

腎俞　益腎助陽、溫經止痛

定位▸ 位於腰部，當第二腰椎棘突下，旁開 1.5 寸。

按摩▸ 用手掌在腎俞穴上用力向下按壓，以局部有酸脹感為宜。呼氣時默念「1、2、3」，力度加重；吸氣時默念「4、5、6」，手掌放鬆。

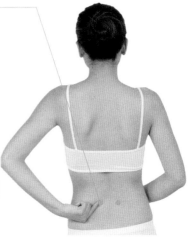

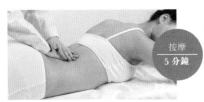

按摩
5 分鐘

八髎　調經止痛、補腎壯陽

定位▸ 位於骶椎，又分上髎、次髎、中髎和下髎，左右共八個穴位，合稱「八髎」。

按摩▸ 用手掌在骶部八髎穴處快速來回摩擦，以透熱為度。呼氣時默念「1、2、3」，速度加快；吸氣時默念「4、5、6」，速度放慢。

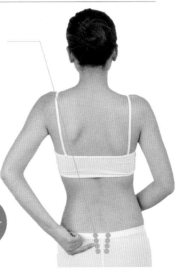

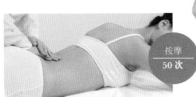

按摩
50 次

月經不調

月經是機體由於受垂體前葉及卵巢內分泌激素的調節而呈現的有規律的週期性子宮內膜脫落現象。月經不調是指月經的週期、經色、經量、經質發生了改變。如垂體前葉或卵巢功能異常，就會發生月經不調。中醫認為本病多由腎虛而致衝、任功能失調，或肝熱不能藏血、脾虛不能生血等致本病的發生。

特效穴位 1.命門 2.八髎 3.陰包
另外再加上按揉氣海（見121頁）、血海（見139頁）、陰陵泉（見129頁）效果會更佳。

命門 溫通胞脈、活血通經

定位▶ 位於腰部，當後正中線上，第二腰椎棘突下凹陷中。

按摩▶ 用拇指指腹點按命門穴，揉動幅度可擴大，以局部酸痛為度。呼氣時默念「1、2、3」，力度加重；吸氣時默念「4、5、6」，手指放鬆。

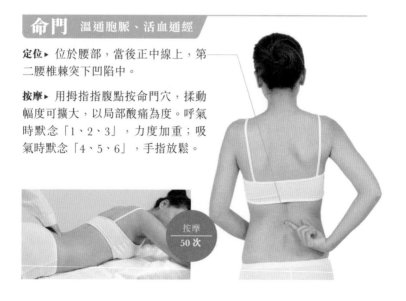

按摩
50 次

八髎 調經止痛、補腎壯陽

定位▶ 位於骶椎，又分上髎、次髎、中髎和下髎，左右共八個穴位，合稱「八髎」。

按摩▶ 用雙掌相疊揉按八髎穴，以局部皮膚潮紅發熱為宜。呼氣時默念「1、2、3」，力度加重；吸氣時默念「4、5、6」，手掌放鬆。

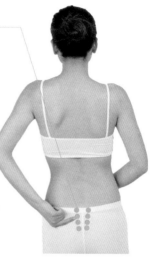

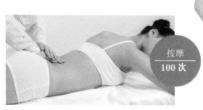

按摩
100 次

陰包 清熱調經

定位▶ 位於大腿內側，當股骨內上髁上 4 寸，股內肌與縫匠肌之間。

按摩▶ 用拇指與食指、中指相對成鉗形用力揉捏陰包穴。呼氣時默念「1、2、3」，力度加重；吸氣時默念「4、5、6」，手指放鬆。

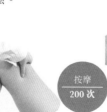

按摩
200 次

閉經

閉經是指婦女應有月經而超過一定時限仍未來潮者。正常女子一般 14 歲左右月經來潮，凡超過 18 歲尚未來潮者，為原發性閉經。月經週期建立後，又停經 6 個月以上者，為繼發性閉經。閉經多為內分泌系統的月經調節功能失常，子宮因素以及全身性疾病所致。

特效穴位 1. 關元　2. 血海　3. 足三里
另外再加上按揉三陰交（見 147 頁）、腎俞（見 098 頁）、命門（見 107 頁）效果會更佳。

關元　固本培元、調理衝任

定位▶ 位於下腹部，前正中線上，當臍中下 3 寸。

按摩▶ 用食指、中指、無名指指腹在關元穴上用力向下按壓，以感覺酸脹為度。呼氣時默念「1、2、3」，力度加重；吸氣時默念「4、5、6」，手指放鬆。

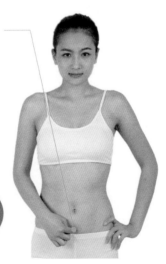

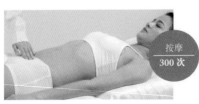

按摩
300 次

血海 健脾養胃、調經統血

定位▶ 屈膝，位於大腿內側，髕底內側端上2寸，當股四頭肌內側頭的隆起處。

按摩▶ 用拇指指腹按揉血海穴，以潮紅發熱為度。呼氣時默念「1、2、3」，力度加重；吸氣時默念「4、5、6」，手指放鬆。

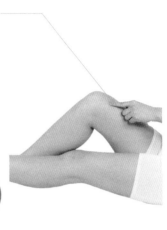

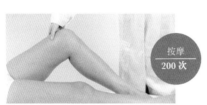

按摩
200次

足三里 扶正培元、調氣血

定位▶ 位於小腿前外側，當犢鼻下3寸，距脛骨前緣一橫指（中指）。

按摩▶ 用拇指指腹揉按足三里穴，以潮紅發熱為度。呼氣時默念「1、2、3」，力度加重；吸氣時默念「4、5、6」，手指放鬆。

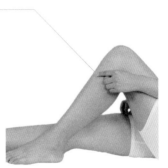

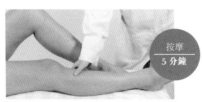

按摩
5分鐘

崩漏

崩漏相當於西醫的功能失調性子宮出血，是指女性非週期性子宮出血，其發病急驟，暴下如注，大量出血者為「崩」；病勢緩，出血量少，淋漓不絕者為「漏」。崩與漏雖出血情況不同，但在發病過程中兩者常互相轉化，如崩血量漸少，可能轉化為漏，漏勢發展又可能變為崩，故臨床多以「崩漏」並稱。

特效穴位 　1.氣海　2.曲池　3.合谷
另外再加上按揉陽陵泉（見 166 頁）、太衝（見 217 頁）、命門（見 107 頁）效果會更佳。

氣海 益氣助陽、調理衝任

定位▶ 位於下腹部，前正中線上，當臍中下 1.5 寸。

按摩▶ 將大魚際按壓在氣海穴上，以順時針的方向揉按。呼氣時默念「1、2、3」，力度加重；吸氣時默念「4、5、6」，手掌放鬆。

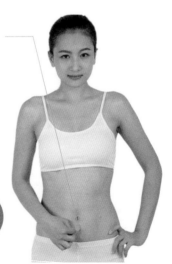

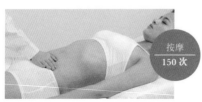

按摩
150 次

曲池　清邪熱、調氣血

定位▶ 位於肘橫紋外側端，屈肘，當尺澤與肱骨外上髁連線中點。

按摩▶ 將拇指指腹按壓在曲池穴上按揉，以有酸麻脹痛感為佳。呼氣時默念「1、2、3」，力度加重；吸氣時默念「4、5、6」，手指放鬆。

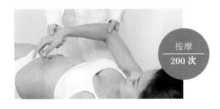

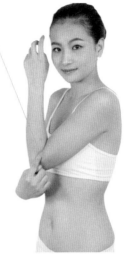

按摩
200 次

合谷　鎮靜止痛、通經活絡

定位▶ 位於手背，第一、第二掌骨間，當第二掌骨橈側的中點處。

按摩▶ 將拇指和食指兩指相對置於合谷穴處，用掐法掐按。呼氣時默念「1、2、3」，力度加重；吸氣時默念「4、5、6」，手指放鬆。

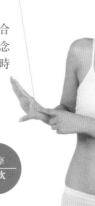

按摩
50 次

帶下病

帶下病指陰道分泌多量或少量的白色分泌物，有臭味及異味，色澤異常，常與生殖系統局部炎症、腫瘤或身體虛弱等因素有關。中醫學認為本病多因濕熱下注或氣血虧虛，致帶脈失約、衝任失調而成。其分為四型：肝火型、脾虛型、濕熱型和腎虛型。

特效穴位　1.關元　2.足三里　3.腎俞
另外再加上按揉關元（見 099 頁）、中極（見 145 頁）、陰陵泉（見 129 頁）效果會更佳。

關元　固本培元、調理衝任

定位▶ 位於下腹部，前正中線上，當臍中下 3 寸。

按摩▶ 用食指、中指、無名指指腹在關元穴上用力向下按壓，以感覺痠脹為度。呼氣時默念「1、2、3」，力度加重；吸氣時默念「4、5、6」，手指放鬆。

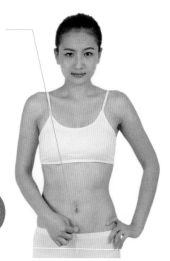

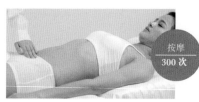

按摩
300 次

足三里 扶正培元、調氣血

定位▶ 位於小腿前外側，當犢鼻下 3 寸，距脛骨前緣一橫指（中指）。

按摩▶ 用拇指指腹揉按足三里穴，以潮紅發熱為度。呼氣時默念「1、2、3」，力度加重；吸氣時默念「4、5、6」，手指放鬆。

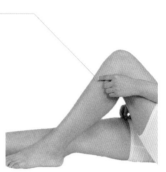

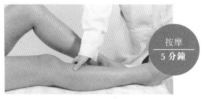

> 按摩
> 5 分鐘

腎俞 益腎助陽、溫經止痛

定位▶ 位於腰部，當第二腰椎棘突下，旁開 1.5 寸。

按摩▶ 用手掌在腎俞穴上用力向下按壓，以局部有酸脹感為宜。呼氣時默念「1、2、3」，力度加重；吸氣時默念「4、5、6」，手掌放鬆。

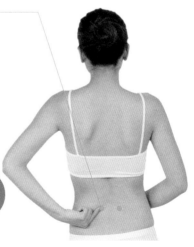

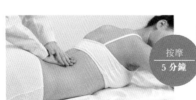

> 按摩
> 5 分鐘

子宮脫垂

子宮脫垂又名子宮脫出，本病是指子宮從正常位置沿陰道向下移位。其病因為支托子宮及盆腔臟器之組織損傷或失去支托力，以及驟然或長期增加腹壓所致。常見症狀為腹部下墜、腰酸，嚴重者會出現排尿困難，或尿頻、尿瀦留、尿失禁及白帶增多等症狀。

特效穴位 1. 百會 2. 中極 3. 提托
另外再加上按揉子宮（見153頁）、脾俞（見118頁）、腎俞（見098頁）效果會更佳。

百會 升陽舉陷、固攝胞宮

定位▶ 位於頭部，當前髮際正中直上5寸，或兩耳尖連線的中點處。

按摩▶ 用拇指按揉頭部的百會穴，順時針來回揉按。呼氣時默念「1、2、3」，力度加重；吸氣時默念「4、5、6」，手指放鬆。

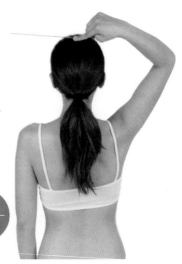

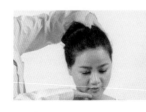

按摩
200次

中極 益腎助陽、升提胞宮

定位▶ 位於下腹部，前正中線上，當臍中下 4 寸。

按摩▶ 用拇指與食指、中指相對成鉗形用力，捏揉中極穴處肌肉。呼氣時默念「1、2、3」，力度加重；吸氣時默念「4、5、6」，手指放鬆。

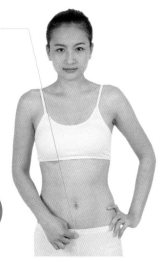

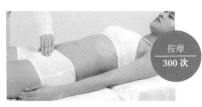

按摩
300 次

提托 升提胞宮、舉陷固胞

定位▶ 位於下腹部，當臍中下 3 寸，旁開 4 寸。

按摩▶ 用拇指指腹在提托穴上用力向下按壓，以皮膚有酸脹感為宜。呼氣時默念「1、2、3」，力度加重；吸氣時默念「4、5、6」，手指放鬆。

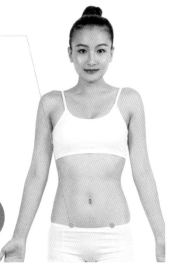

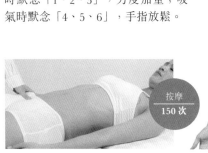

按摩
150 次

慢性盆腔炎

慢性盆腔炎指的是女性內生殖器官、周圍結締組織及盆腔腹膜發生慢性炎症，反覆發作，經久不癒，常因急性炎症治療不徹底或因患者體質差，病情遷移所致。臨床表現主要有下腹墜痛或腰骶部酸痛、拒按，伴有低熱、白帶多、月經多、不孕等。此症較頑固，當機體抵抗力下降時可誘發急性發作。

特效穴位　1. 關元　2. 三陰交　3. 腎俞
另外再加上按揉中脘（見 102 頁）、氣海（見 134 頁），命門（見 136 頁）效果更佳。

關元　固本培元、調理衝任

定位▶ 位於下腹部，前正中線上，當臍中下 3 寸。

按摩▶ 用食指、中指、無名指指腹在關元穴上用力向下按壓，以感覺酸脹為度。呼氣時默念「1、2、3」，力度加重；吸氣時默念「4、5、6」，手指放鬆。

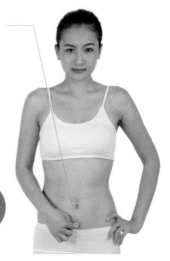

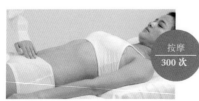

按摩
300 次

三陰交 健脾利濕、補益肝腎

定位▶ 位於小腿內側，當足內踝尖上 3 寸，脛骨內側緣後方。

按摩▶ 用四指指腹推摩三陰交穴，以有酸麻脹痛感為佳。呼氣時默念「1、2、3」，力度加重；吸氣時默念「4、5、6」，手指放鬆。

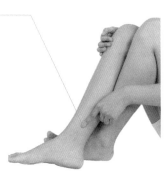

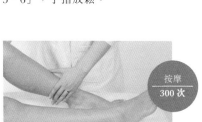

按摩
300 次

腎俞 益腎助陽、行氣活血

定位▶ 位於腰部，當第二腰椎棘突下，旁開 1.5 寸。

按摩▶ 將雙手拇指指腹放在腎俞穴上揉按。呼氣時默念「1、2、3」，力度加重；吸氣時默念「4、5、6」，手指放鬆。

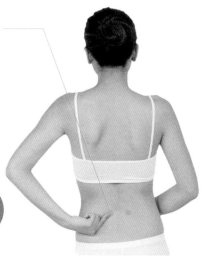

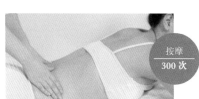

按摩
300 次

產後腹痛

　　產後腹痛是指女性分娩後下腹部疼痛，是屬於分娩後的一種正常現象，一般疼痛 2～3 天，而後疼痛自然會消失，多則一週以內消失。若超過一週連續腹痛，伴有惡露量增多，有血塊、臭味等，預示為盆腔內有炎症。產後腹痛以小腹部疼痛最為常見。產後飲食宜清淡，根據自己的身體狀況適當地運動。

特效穴位	1.命門　2.膈俞　3.氣海 另外再加上按揉腎俞（見 098 頁）、關元（見 099 頁）、三陰交（見 147 頁）效果會更佳。

命門　補腎壯陽、溫經止痛

定位▶ 位於腰部，當後正中線上，第二腰椎棘突下凹陷中。

按摩▶ 將食指、中指、無名指緊併，來回推揉命門穴。呼氣時默念「1、2、3」，力度加重；吸氣時默念「4、5、6」，手指放鬆。

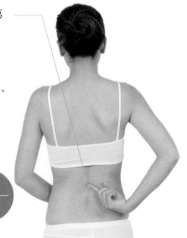

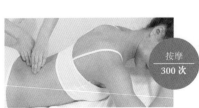

按摩
300 次

膈俞　理氣活血通絡

定位▶ 位於背部，當第七胸椎棘突下，旁開 1.5 寸。

按摩▶ 將食指、中指緊併，以順時針方向揉按膈俞穴。呼氣時默念「1、2、3」，力度加重；吸氣時默念「4、5、6」，手指放鬆。

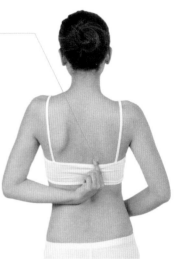

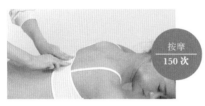

按摩
150 次

氣海

定位▶ 位於下腹部，前正中線上，當臍中下 1.5 寸。

按摩▶ 將雙手掌心搓熱，迅速覆蓋在氣海穴上來回摩擦，直至皮膚潮紅為止。呼氣時默念「1、2、3」，力度加重；吸氣時默念「4、5、6」，手掌放鬆。

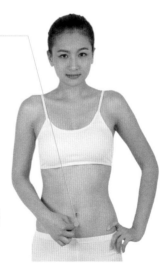

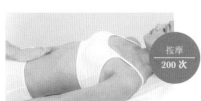

按摩
200 次

產後缺乳

產後缺乳是指產後乳汁分泌量少，不能滿足嬰兒的需要。乳汁的分泌與乳母的精神、情緒和營養狀況、休息、產後修復都有關聯。中醫認為本病多因素體虛弱，或產期失血過多，以致氣血虧虛，乳汁化源不足，或情志失調，氣機不暢，乳汁壅滯不行所致。

特效穴位　1. 乳根　2. 膻中　3. 中脘
另外加上按揉三陰交（見 147 頁）效果會更佳。

乳根　補益氣血、通暢乳絡

定位▶ 位於胸部，當乳頭直下，乳房根部，第五肋間隙，距前正中線 4 寸。

按摩▶ 將食指、中指點按在乳根穴上，以順時針的方向輕輕揉按。呼氣時默念「1、2、3」，力度加重；吸氣時默念「4、5、6」，手指放鬆。

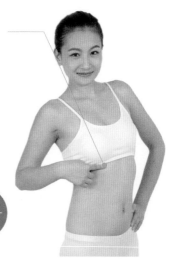

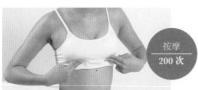

按摩
200 次

膻中　理氣開鬱通乳

定位▶ 位於胸部，當前正中線上，平第四肋間，兩乳頭連線的中點。

按摩▶ 將拇指指腹點按在膻中穴上，以順時針的方向揉按，再以逆時針的方向揉按。呼氣時默念「1、2、3」，力度加重；吸氣時默念「4、5、6」，手指放鬆。

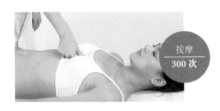

按摩
300 次

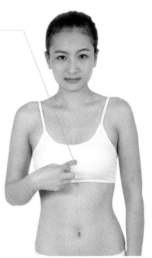

中脘　補益氣血、生化乳汁

定位▶ 位於上腹部，前正中線上，當臍中上 4 寸。

按摩▶ 將拇指指腹點按在中脘穴上，以順時針的方向揉按，再以逆時針的方向揉按。呼氣時默念「1、2、3」，力度加重；吸氣時默念「4、5、6」，手指放鬆。

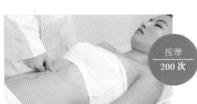

按摩
200 次

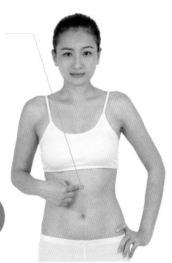

不孕症

　　不孕症是指夫婦同居而未避孕，經過較長時間不懷孕者。臨床上分原發性不孕和繼發性不孕兩種。同居3年以上未受孕者，稱原發性不孕；婚後曾有過妊娠，相距3年以上未受孕者，稱繼發性不孕。不孕是由多種因素引起的，多由於流產、婦科疾病、壓力大和減肥等引起。

特效穴位　1. 關元　2. 神闕　3. 子宮
另外再加上按揉氣海（見121頁）、腎俞（見098頁）效果會更佳。

關元　固本培元、調理衝任

定位▶ 位於下腹部，前正中線上，當臍中下3寸。

按摩▶ 用食指、中指、無名指指腹在關元穴上用力向下按壓，以感覺酸脹為度。呼氣時默念「1、2、3」，力度加重；吸氣時默念「4、5、6」，手指放鬆。

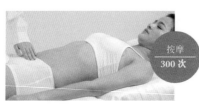

按摩
300次

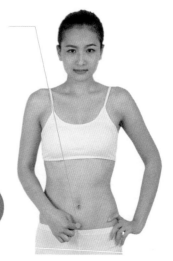

神闕　補益腎陽、暖宮散寒

定位▶ 位於腹中部，臍中央。

按摩▶ 先用掌心在神闕穴上稍用力向下按壓，以局部有酸脹感為宜，再按摩腹部，有熱感為宜。呼氣時默念「1、2、3」，力度加重；吸氣時默念「4、5、6」，手掌放鬆。

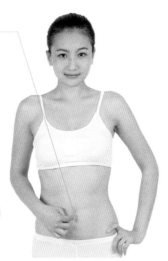

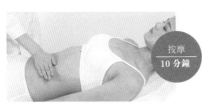

按摩
10 分鐘

子宮　通胞絡、化瘀滯

定位▶ 位於下腹部，當臍中下 4 寸，中極旁開 3 寸。

按摩▶ 用拇指指腹在子宮穴上用力向下壓按，以局部有酸脹感為宜。呼氣時默念「1、2、3」，力度加重；吸氣時默念「4、5、6」，手指放鬆。

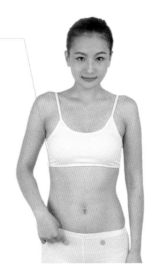

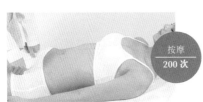

按摩
200 次

更年期綜合徵

　　更年期綜合徵是指女性從生育期向老年期過渡期間，因卵巢功能逐漸衰退，導致人體雌激素分泌量減少，從而引起植物神經功能失調、代謝障礙為主的一系列疾病。本病多發於 45 歲以上的女性，其主要臨床表現有月經紊亂不規則，伴潮熱、心悸、胸悶、煩躁不安、失眠、小便失禁等症狀。

特效穴位　1. 神闕　2. 腎俞　3. 肝俞
另外再加上按揉中脘（見 102 頁）、氣海（見 121 頁）效果會更佳。

神闕　通經行氣、補腎益陽

定位▶ 位於腹中部，臍中央。

按摩▶ 將雙手掌心搓熱，迅速覆蓋在腹部神闕穴上，反覆推揉，使之有一種舒坦的感覺。呼氣時默念「1、2、3」，力度加重；吸氣時默念「4、5、6」，手掌放鬆。

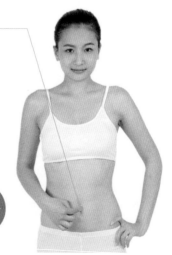

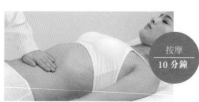

按摩
10 分鐘

腎俞 益腎助陽、行氣活血

定位▸ 位於腰部，當第二腰椎棘突下，旁開 1.5 寸。

按摩▸ 將雙手拇指指腹放在腎俞穴上揉按。呼氣時默念「1、2、3」，力度加重；吸氣時默念「4、5、6」，手指放鬆。

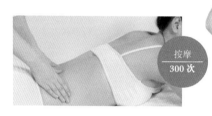

按摩
300 次

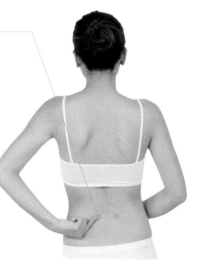

肝俞 疏肝利膽、暢達情志

定位▸ 位於背部，當第九胸椎棘突下，旁開 1.5 寸。

按摩▸ 用手掌根部着力，推揉肝俞穴，以局部有酸脹感為宜。呼氣時默念「1、2、3」，力度加重；吸氣時默念「4、5、6」，手掌放鬆。

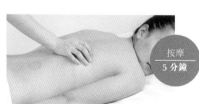

按摩
5 分鐘

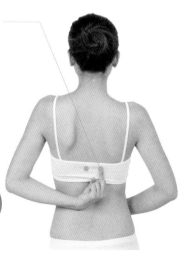

骨傷科疾病

頸椎病

　　頸椎病多因頸椎骨、椎間盤及其周圍纖維結構損害，致使頸椎間隙變窄、關節囊鬆弛、內平衡失調的一系列功能障礙的臨床綜合徵。主要臨床表現為頭、頸、肩、臂、上胸背疼痛或麻木、酸沉、放射性痛，頭暈，無力，上肢及手感覺明顯減退，部份患者有明顯的肌肉萎縮。中醫認為本病多因督脈受損、經絡閉阻，或氣血不足所致。

特效穴位 　1. 肩井　2. 大椎　3. 陶道

肩井　疏通經氣、活絡止痛

定位▶ 位於肩上，前直乳中，當大椎與肩峰端連線的中點上。

按摩▶ 將雙手拇指、食指、中指相對成鉗形放於肩井穴上捏揉。呼氣時默念「1、2、3」，力度加重；吸氣時默念「4、5、6」，手指放鬆。

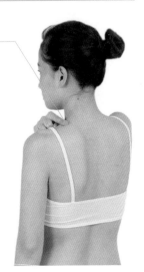

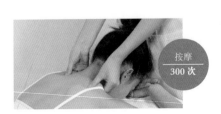

按摩
300 次

大椎　通經活絡、激發陽氣

定位▶ 位於後正中線上，第七頸椎棘突下凹陷中。

按摩▶ 將食指、中指併攏，兩指指腹放於大椎穴上用力按揉，以局部有酸脹感為宜。呼氣時默念「1、2、3」，力度加重；吸氣時默念「4、5、6」，手指放鬆。

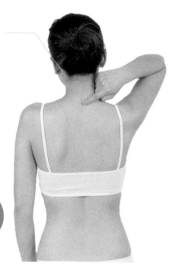

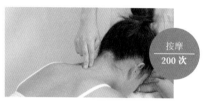

按摩
200 次

陶道　疏調經氣、通絡止痛

定位▶ 位於背部，當後正中線上，第一胸椎棘突下凹陷中。

按摩▶ 將食指、中指併攏，兩指指腹放於陶道穴上用力按揉，以局部有酸脹感為宜。呼氣時默念「1、2、3」，力度加重；吸氣時默念「4、5、6」，手指放鬆。

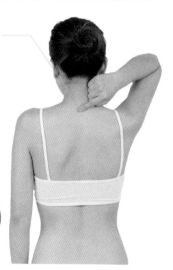

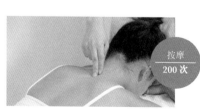

按摩
200 次

肩周炎

肩周炎是肩部關節囊和關節周圍軟組織的一種退行性、炎症性慢性疾患。主要臨床表現為患肢肩關節疼痛，晝輕夜重，活動受限，日久肩關節肌肉可出現廢用性萎縮。中醫認為本病多由氣血不足，營衛不固，風、寒、濕之邪侵襲肩部經絡，致使筋脈收引、氣血運行不暢而成，或因外傷勞損、經脈滯澀所致。

特效穴位 　1. 缺盆　2. 肩髃　3. 手五里
另外再加上按揉肩井（見 225 頁）效果會更佳。

缺盆　舒經活絡、行氣止痛

定位▶ 位於鎖骨上窩中央，距前正中線 4 寸。

按摩▶ 雙手食指、中指緊併，放於缺盆穴上揉按，以局部有酸脹感為宜。呼氣時默念「1、2、3」，力度加重；吸氣時默念「4、5、6」，手指放鬆。

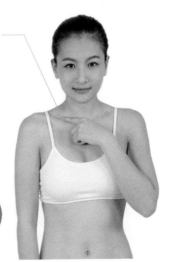

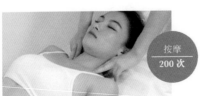

按摩
200 次

肩髃　祛風散寒、舒經通絡

定位▶ 位於肩外側，三角肌上，臂外展，或向前平伸時，當肩峰前下方凹陷處。

按摩▶ 將拇指指腹放於肩穴上揉按，以局部酸脹為宜。呼氣時默念「1、2、3」，力度加重；吸氣時默念「4、5、6」，手指放鬆。

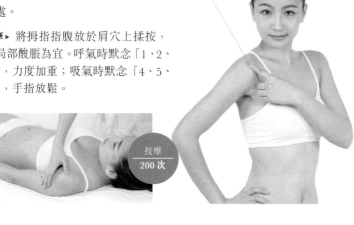

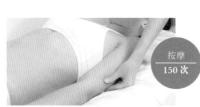

按摩
200 次

手五里　行氣活血止痛

定位▶ 位於臂外側，當曲池與肩連線上，曲池上 3 寸處。

按摩▶ 將拇指指腹放於手五里穴上揉按，其餘四指附於手臂上，以局部酸脹為宜。呼氣時默念「1、2、3」，力度加重；吸氣時默念「4、5、6」，手指放鬆。

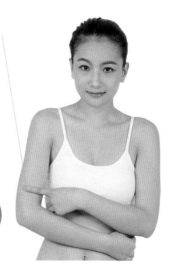

按摩
150 次

落枕

　　落枕多因睡臥時體位不當，造成頸部肌肉損傷，或頸部感受風寒，或外傷致使經絡不通、氣血凝滯、筋脈拘急而成。臨床主要表現為頸項部強直酸痛不適，不能轉動自如，並向一側歪斜，甚則疼痛牽引患側肩背及上肢。中醫治療落枕的方法很多，推拿、針灸、熱敷等均有良好的效果，尤以推拿法為佳。

特效穴位 1. 風池　2. 風府　3. 啞門
另外再加上按揉大椎（見122頁）、後溪（見046頁）效果會更佳。

風池　疏風通絡

定位▶ 位於項部，當枕骨之下，與風府相平，胸鎖乳突肌與斜方肌上端之間的凹陷處。

按摩▶ 將拇指和食指相對成鉗形，拿捏風池穴。呼氣時默念「1、2、3」，力度加重；吸氣時默念「4、5、6」，手指放鬆。

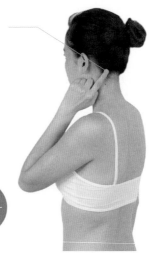

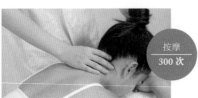

按摩
300次

風府 祛風邪、利頭頸

定位▶ 位於項部，當後髮際正中直上1寸，枕外隆凸直下，兩側斜方肌之間凹陷中。

按摩▶ 將食指與中指併攏，兩指指腹放於風府穴上環形揉按。呼氣時默念「1、2、3」，力度加重；吸氣時默念「4、5、6」，手指放鬆。

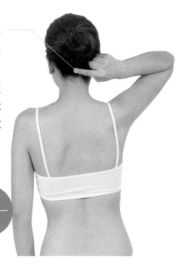

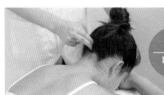

按摩
150 次

啞門 散寒祛濕、舒經通絡

定位▶ 位於項部，當後髮際正中直上0.5寸，第一頸椎下。

按摩▶ 將食指指腹放於啞門穴上輕輕揉按，以局部有酸脹感為宜。呼氣時默念「1、2、3」，力度加重；吸氣時默念「4、5、6」，手指放鬆。

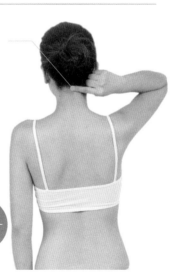

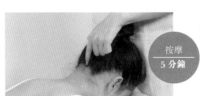

按摩
5 分鐘

膝關節炎

　　膝關節炎是最常見的關節炎，是軟骨退行性病變和關節邊緣骨贅的慢性進行性退化性疾病。以軟骨磨損為其主要發病因素，好發於體重偏重者和中老年人。在發病的前期，沒有明顯的症狀。繼之，其主要症狀為膝關節深部疼痛、壓痛，關節僵硬僵直、麻木、伸屈不利，無法正常活動，關節腫脹等。

特效穴位　　1. 犢鼻　　2. 委中　　3. 承山

犢鼻　通經活絡、消腫止痛

定位▶ 屈膝，位於膝部，髕骨與髕韌帶外側凹陷中。

按摩▶ 將拇指和食指、中指相對成鉗形，捏揉犢鼻穴，以皮膚潮紅發熱為宜。呼氣時默念「1、2、3」，力度加重；吸氣時默念「4、5、6」，手指放鬆。

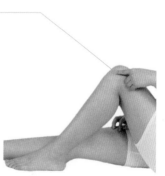

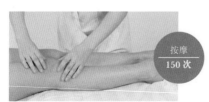

按摩
150 次

委中　舒經活絡、消腫止痛

定位▶ 位於橫紋中點，當股二頭肌腱與半腱肌肌腱的中間。

按摩▶ 將兩手拇指指腹放於兩側委中穴上按揉，以局部有酸脹感為宜。呼氣時默念「1、2、3」，力度加重；吸氣時默念「4、5、6」，手指放鬆。

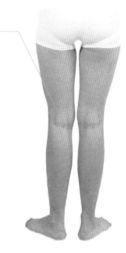

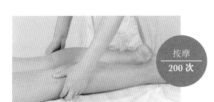

> 按摩
> **200 次**

承山　理氣止痛、舒經活絡

定位▶ 位於小腿後面正中，委中與崑崙之間，當伸直小腿或足跟上提時腓腸肌肌腹下出現尖角凹陷處。

按摩▶ 將兩手拇指指腹放於承山穴上用力壓揉，以局部有酸脹感為宜。呼氣時默念「1、2、3」，力度加重；吸氣時默念「4、5、6」，手指放鬆。

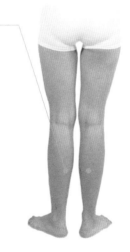

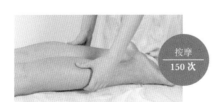

> 按摩
> **150 次**

腳踝疼痛

腳踝疼痛是由於不適當的運動超出了腳踝的承受力，造成腳踝軟組織損傷，使它出現了一定的疼痛症狀。嚴重者可造成腳踝滑膜炎、創傷性關節炎等疾病，早期疼痛可以用毛巾包裹冰塊敷在踝部進行冰敷。患者日常生活中不宜扛重物，過度勞累，受寒冷刺激，要注意患肢的保暖，適當的活動。

特效穴位　　1. 懸鐘　2. 解溪　3. 崑崙
　　　　　　　　另外再加上按揉陽陵泉（見 166 頁）效果會更佳。

懸鐘　祛風濕、通經絡

定位▶ 位於小腿外側，當外踝尖上 3 寸，腓骨前緣。

按摩▶ 將食指、中指、無名指指腹放於懸鐘穴上，由輕漸重揉按，以局部有酸脹感為宜。呼氣時默念「1、2、3」，力度加重；吸氣時默念「4、5、6」，手指放鬆。

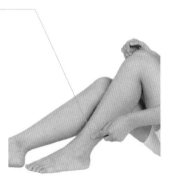

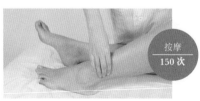

按摩
150 次

解溪　舒筋活絡、行氣止痛

定位▶ 位於足背與小腿交界處的橫紋中央凹陷中，當拇長伸肌腱與趾長伸肌腱之間。

按摩▶ 將拇指指腹放於解溪穴上輕輕壓揉，以局部有酸脹感為宜。呼氣時默念「1、2、3」，力度加重；吸氣時默念「4、5、6」，手指放鬆。

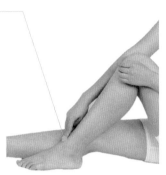

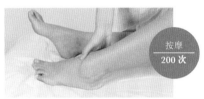

按摩
200 次

崑崙　清熱止痛、舒筋活絡

定位▶ 位於足部外踝後方，當外踝尖與跟腱之間的凹陷處。

按摩▶ 用拇指指腹按揉崑崙穴，以局部有酸脹感為宜。呼氣時默念「1、2、3」，力度加重；吸氣時默念「4、5、6」，手指放鬆。

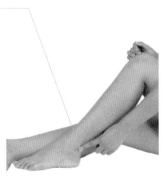

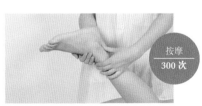

按摩
300 次

小腿抽筋

腿抽筋又稱肌肉痙攣，是肌肉自發性的強直性收縮現象。小腿肌肉痙攣最為常見，是由於腓腸肌痙攣所引起，發作時會有酸脹或劇烈的疼痛。外界環境的寒冷刺激、出汗過多、疲勞過度、睡眠不足、缺鈣、睡眠姿勢不好都會引起小腿肌肉痙攣。預防腿腳抽筋要注意做好保暖措施，調整好睡眠姿勢，經常鍛煉，適當補鈣。

特效穴位　1. 陽陵泉　2. 足三里　3. 委中
另外再加上承山（見163頁）效果會更佳。

陽陵泉 舒筋活絡、強健腰膝

定位▶ 位於小腿外側，當腓骨小頭前下方凹陷處。

按摩▶ 將拇指指腹放於陽陵泉穴上揉按，以局部皮膚有酸脹感為度。呼氣時默念「1、2、3」，力度加重；吸氣時默念「4、5、6」，手指放鬆。

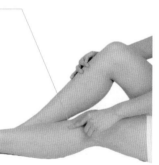

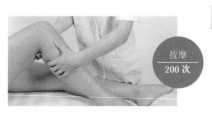

按摩
200 次

足三里 扶正培元、通經活絡

定位▶ 位於小腿前外側，當犢鼻下 3 寸，距脛骨前緣一橫指（中指）。

按摩▶ 搓熱雙手手心後，迅速覆蓋在足三里穴上，由上向下輕摩，以皮膚潮紅發熱為宜。呼氣時默念「1、2、3」，力度加重；吸氣時默念「4、5、6」，手掌放鬆。

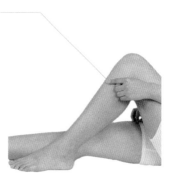

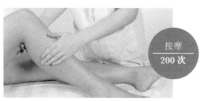

按摩
200 次

委中 舒筋活絡、行氣活血

定位▶ 位於橫紋中點，當股二頭肌腱與半腱肌肌腱的中間。

按摩▶ 將拇指指腹放於委中穴上輕輕按揉，以有酸麻脹痛感為佳。呼氣時默念「1、2、3」，力度加重；吸氣時默念「4、5、6」，手指放鬆。

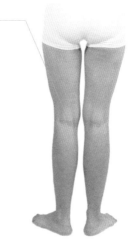

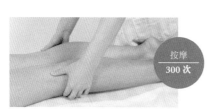

按摩
300 次

腰酸背痛

腰酸背痛是指脊柱骨和關節及其周圍軟組織等病損的一種症狀。常用以形容勞累過度。日間勞累加重，休息後可減輕，日積月累，可使肌纖維變性，甚而少量撕裂，形成疤痕或纖維索條或粘連，遺留長期慢性腰背痛。中醫可認為本病因感受寒濕、氣滯血瘀、腎虧體虛或跌仆外傷所致。

特效穴位 1. 腰陽關 2. 大腸俞 3. 八髎
另外再加上按揉腎俞（見 098 頁）效果會更佳。

腰陽關 除濕祛寒、強健腰膝

定位▶ 位於腰部，當後正中線上，第四腰椎棘突下凹陷中。

按摩▶ 將食指、中指指腹放於腰陽關穴上按揉，以局部有酸脹感為宜。呼氣時默念「1、2、3」，力度加重；吸氣時默念「4、5、6」，手指放鬆。

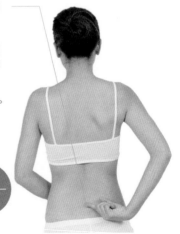

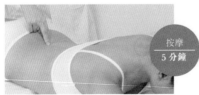

按摩
5 分鐘

大腸俞　調和腸胃、理氣化滯

定位▸ 位於腰部，當第四腰椎棘突下，旁開 1.5 寸。

按摩▸ 將雙手食指、中指緊併，放於兩側大腸俞穴上環形揉按。呼氣時默念「1、2、3」，力度加重；吸氣時默念「4、5、6」，手指放鬆。

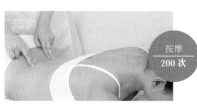

按摩
200 次

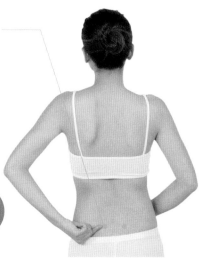

八髎　補腎壯陽、祛濕散寒

定位▸ 位於骶椎，又稱上髎、次髎、中髎和下髎，左右共八個穴位，分別在第一、第二、第三、第四骶後孔中。

按摩▸ 將雙手手掌放於八髎穴上，用力搓揉，以皮膚潮紅發熱為宜。呼氣時默念「1、2、3」，力度加重；吸氣時默念「4、5、6」，手掌放鬆。

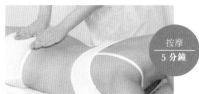

按摩
5 分鐘

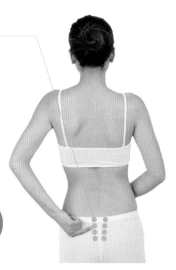

急性腰扭傷

急性腰扭傷是由於腰部的肌肉、筋膜、韌帶等部份軟組織突然受到外力的作用過度牽拉所引起的急性損傷，主要原因有肢體姿勢不正確、動作不協調、用力過猛、活動時無準備、活動範圍大等。臨床表現有：傷後立即出現劇烈疼痛，腰部無力，疼痛為持續性的，嚴重者可造成關節突骨折和隱性脊椎裂等疾病。

特效穴位 1. 腎俞 2. 委中 3. 跗陽

腎俞 行氣活血、消腫止痛

定位▶ 位於腰部，當第二腰椎棘突下，旁開 1.5 寸。

按摩▶ 將雙手食指、中指緊併，同時放於腎俞穴上揉按。呼氣時默念「1、2、3」，力度加重；吸氣時默念「4、5、6」，手指放鬆。

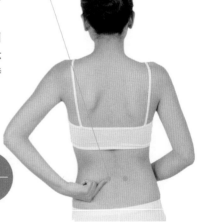

按摩
300 次

委中 舒筋活絡、行氣活血

定位▶ 位於橫紋中點，當股二頭肌腱與半腱肌肌腱的中間。

按摩▶ 將雙手拇指指腹放於委中穴上按揉，以局部皮膚有酸脹感為度。呼氣時默念「1、2、3」，力度加重；吸氣時默念「4、5、6」，手指放鬆。

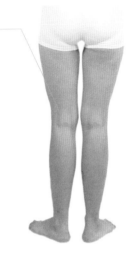

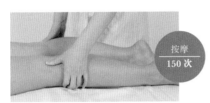

按摩
150 次

跗陽 舒筋活絡、清熱消腫

定位▶ 位於小腿後面，外踝後，崑崙穴直上 3 寸。

按摩▶ 將拇指指腹放於跗陽穴上，用力壓揉，以局部有酸脹感為宜。呼氣時默念「1、2、3」，力度加重；吸氣時默念「4、5、6」，手指放鬆。

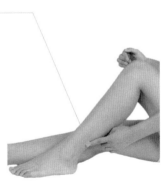

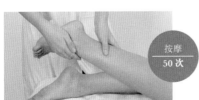

按摩
50 次

腰椎間盤突出

腰椎間盤突出是指由於腰椎間盤退行性改變後彈性下降而膨出椎間盤，纖維環破裂，髓核突出，壓迫神經根、脊髓而引起的以腰腿痛為主的臨床特徵。主要臨床症狀有：腰痛，可伴有臀部、下肢放射狀疼痛，嚴重者會出現大、小便障礙，會陰和肛周異常等症狀。中醫認為本病主要因肝腎虧損，外感風寒濕邪等所致。

特效穴位　1. 命門　2. 環跳　3. 湧泉
另外再加上按揉腰陽關（見 168 頁）、委中（見 171 頁）、崑崙（見 165 頁）效果會更佳。

命門　舒經通絡、活血化瘀

定位▶ 位於腰部，當後正中線上，第二腰椎棘突下凹陷中。

按摩▶ 將食指、中指緊併，用兩指指腹點按命門穴，以局部有酸脹感為宜。呼氣時默念「1、2、3」，力度加重；吸氣時默念「4、5、6」，手指放鬆。

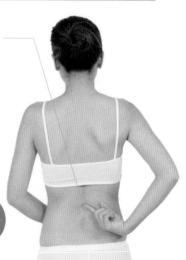

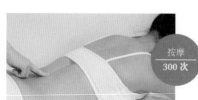

按摩
300 次

環跳　利腰腿、通經絡

定位▶ 側臥屈股，位於股骨大轉子最凸點與骶管裂孔連線的外 1/3 與中 1/3 交點處。

按摩▶ 將食指、中指緊併，兩指指腹放於環跳穴上用力揉按。呼氣時默念「1、2、3」，力度加重；吸氣時默念「4、5、6」，手指放鬆。

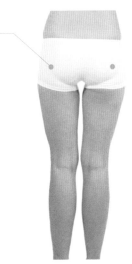

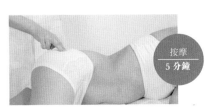

按摩
5分鐘

湧泉　滋陰益腎、行氣通絡

定位▶ 位於足底部，蜷足時足前部凹陷處，約當足底二、三趾趾縫紋頭端與足跟連線的前 1/3 與後 2/3 交點上。

按摩▶ 用手掌搓擦湧泉穴。呼氣時默念「1、2、3」，力度加重；吸氣時默念「4、5、6」，手掌放鬆。

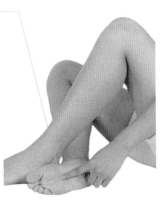

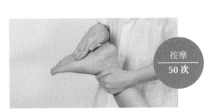

按摩
50次

強直性脊柱炎

強直性脊柱炎是一種慢性炎性疾病，主要侵犯骶髂關節、脊柱骨突、脊柱旁軟組織及外周關節，可伴有關節外表現。患者早期無明顯不適症狀，病情進展期會出現腰、背、頸、臀、髖部疼痛以及關節腫痛，夜間痛或晨僵明顯，活動後緩解，足跟痛或其他肌腱附着點疼痛，嚴重者可發生脊柱畸形和關節強直。

特效穴位
1. 夾脊　2. 秩邊　3. 風市
另外再加上按揉陽陵泉（見 166 頁）、足三里（見 143 頁）效果會更佳。

夾脊　調節臟腑、舒筋活絡

定位▶ 位於背腰部，當第一胸椎至第五腰椎棘突下兩側，後正中線旁開 0.5 寸，一側 17 穴。

按摩▶ 將食指和中指併攏，用兩指指腹點按夾脊穴。呼氣時默念「1、2、3」，力度加重；吸氣時默念「4、5、6」，手指放鬆。

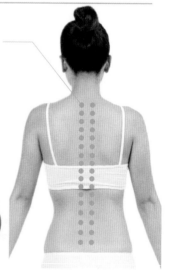

按摩
10 分鐘

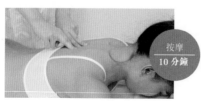

秩邊 舒筋活絡、強健腰膝

定位▶ 位於臀部，平第四骶後孔，骶正中嵴旁開 3 寸。

按摩▶ 用手掌用力向下壓按秩邊穴，以局部有酸脹感為宜。呼氣時默念「1、2、3」，力度加重；吸氣時默念「4、5、6」，手掌放鬆。

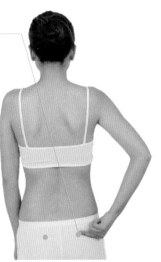

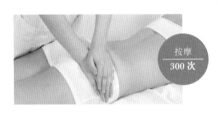

按摩
300 次

風市 祛風化濕、通經活絡

定位▶ 位於大腿外側部的中線上，當橫紋上 7 寸。或直立垂手時，中指尖處。

按摩▶ 將食指、中指併攏，用兩指指腹以順時針方向按揉風市穴。呼氣時默念「1、2、3」，力度加重；吸氣時默念「4、5、6」，手指放鬆。

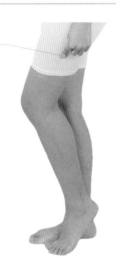

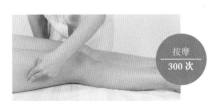

按摩
300 次

坐骨神經痛

坐骨神經痛指坐骨神經病變，沿坐骨神經通路即腰、臀部、大腿後、小腿後外側和足外側發生的疼痛症狀群，呈燒灼樣或刀刺樣疼痛，夜間痛感加重。典型表現為一側腰部、臀部疼痛，並向大腿後側、小腿後外側延展。咳嗽、活動下肢、彎腰、排便時疼痛加重。日久，患側下肢會出現肌肉萎縮，或出現跛行。

特效穴位　1. 三焦俞　2. 膀胱俞　3. 承扶
另外再加上按揉腎俞（見 098 頁）、大腸俞（見 169 頁）、委中（見 171 頁）效果會更佳。

三焦俞　舒筋活絡、利水強腰

定位▶ 位於腰部，當第一腰椎棘突下，旁開 1.5 寸。

按摩▶ 用雙手拇指指腹同時揉按兩側三焦俞穴，以有酸麻脹痛感為佳。呼氣時默念「1、2、3」，力度加重；吸氣時默念「4、5、6」，手指放鬆。

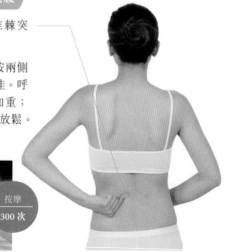

按摩
300 次

膀胱俞　通經活絡、清熱止痛

定位▶ 位於骶部，當骶正中嵴旁 1.5寸，平第二骶後孔。

按摩▶ 用雙手食指指腹同時揉按膀胱俞穴。呼氣時默念「1、2、3」，力度加重；吸氣時默念「4、5、6」，手指放鬆。

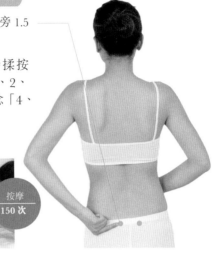

按摩
150 次

承扶　行氣活血、舒筋活絡

定位▶ 位於大腿後面，臀下橫紋的中點處。

按摩▶ 用雙手拇指指腹按壓臀部的承扶穴，以局部有酸脹感為宜。呼氣時默念「1、2、3」，力度加重；吸氣時默念「4、5、6」，手指放鬆。

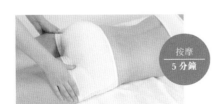

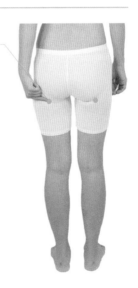

按摩
5 分鐘

ⓒ 五官科疾病

黑眼圈、眼袋

　　黑眼圈是由於經常熬夜、睡眠不足、情緒激動、眼部過度疲勞、靜脈血管血流速度過於緩慢等因素，導致二氧化碳及代謝廢物積累過多，造成眼部色素沉着所致。眼袋是指下眼瞼浮腫。眼袋的形成有諸多因素，長期睡眠不佳，睡前飲水過多等因素均可引起，而且隨着年齡的增長愈加明顯。

特效穴位 　1. 太陽　2. 期門　3. 京門
另外再加上按揉關元（見 099 頁）、合谷（見 182 頁）、三陰交（見 147 頁）效果會更佳。

太陽　清肝明目、活血通絡

定位▶ 位於顳部，當眉梢與目外眥之間，向後約一橫指的凹陷處。

按摩▶ 將兩手食指指尖放於兩側太陽穴上，順時針或逆時針方向揉按。呼氣時默念「1、2、3」，力度加重；吸氣時默念「4、5、6」，手指放鬆。

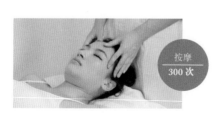

按摩
300 次

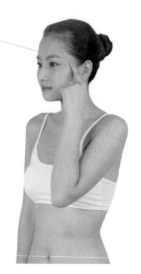

178 ｜ 穴位按摩全真圖解

期門 疏肝健脾、理氣活血

定位▶ 位於胸部,當乳頭直下,第六肋間隙,前正中線旁開 4 寸。

按摩▶ 用手掌魚際按揉期門穴,有脹痛的感覺。呼氣時默念「1、2、3」,力度加重;吸氣時默念「4、5、6」,手掌放鬆。

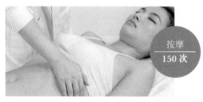

按摩
150 次

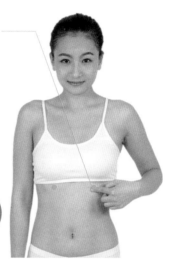

京門 消腫利水、溫陽益腎

定位▶ 位於側腰部,章門後 1.8 寸,當第十二肋骨游離端的下方。

按摩▶ 將拇指指腹平貼於京門穴,由輕漸重地揉按。呼氣時默念「1、2、3」,力度加重;吸氣時默念「4、5、6」,手指放鬆。

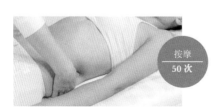

按摩
50 次

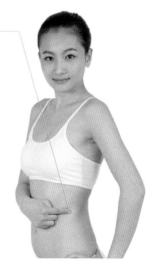

麥粒腫

麥粒腫俗稱針眼，分為兩型：外麥粒腫和內麥粒腫。外麥粒腫：睫毛毛囊部的皮脂腺的急性化膿性炎症。發病初期，眼瞼局部有紅腫，硬結，明顯的脹痛、壓痛，數日後硬結逐漸軟化，在睫毛根部形成黃色的膿疱。內麥粒腫：毛囊附近的瞼板腺的急性化膿性炎症。發病初期，眼瞼紅腫，疼痛感較重。

特效穴位　1. 攢竹　2. 太陽　3. 內庭　另外再加上按揉絲竹空（見 054 頁）、合谷（見 182 頁）效果會更佳。

攢竹　清熱明目、消腫散結

定位▸ 位於面部，當眉頭陷中，眶上切跡處。

按摩▸ 兩手食指指腹放於兩側攢竹穴上，順時針方向揉按。呼氣時默念「1、2、3」，力度加重；吸氣時默念「4、5、6」，手指放鬆。

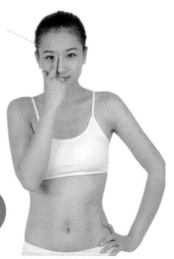

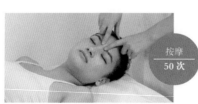

按摩
50 次

太陽　清肝明目、活血通絡

定位▶ 位於顳部，當眉梢與目外眥之間，向後約一橫指的凹陷處。

按摩▶ 雙手拇指指尖放於太陽穴上，順時針或逆時針方向揉按，以有酸脹感為宜。呼氣時默念「1、2、3」，力度加重；吸氣時默念「4、5、6」，手指放鬆。

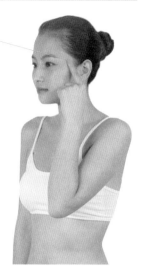

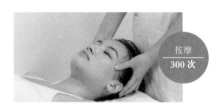

按摩
300 次

內庭　理氣止痛、清熱散結

定位▶ 位於足背，當二、三趾間，趾蹼緣後方赤白肉際處。

按摩▶ 將拇指指尖放於內庭穴上，用力掐揉，以局部有酸脹感為宜。呼氣時默念「1、2、3」，力度加重；吸氣時默念「4、5、6」，手指放鬆。

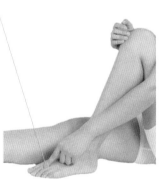

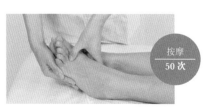

按摩
50 次

急性結膜炎

急性結膜炎是眼科常見病之一，其主要發病病因是細菌或病毒感染所致。本病臨床主要表現為畏光、流淚、有異物感，顯著的結膜充血和有黏液性或膿性分泌物等。本病多發於春夏秋季，且起病急，具有傳染性或流行性。中醫學認為，本病多由外感風熱邪毒，時行癘氣所致，或肺胃積熱，或肝膽火盛，循經上擾而成。

特效穴位　　1. 合谷　　2. 曲池　　3. 風池
另外再加上按揉肝俞（見 155 頁）效果會更佳。

合谷　疏風散熱、瀉火解毒

定位▶ 位於手背，第一、第二掌骨間，當第二掌骨橈側的中點處。

按摩▶ 將拇指和食指兩指相對扣掐合谷穴，以有酸脹感為宜。呼氣時默念「1、2、3」，力度加重；吸氣時默念「4、5、6」，手指放鬆。

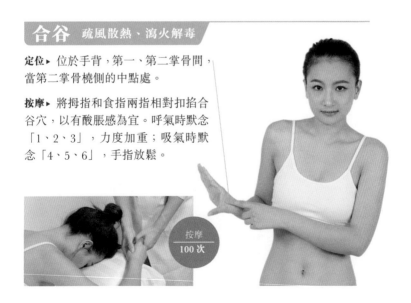

按摩
100 次

曲池　清熱和營、疏風散邪

定位▶ 位於肘橫紋外側端，屈肘，當尺澤與肱骨外上髁連線中點。

按摩▶ 用拇指指腹垂直按壓曲池穴，以有酸痛感為宜。呼氣時默念「1、2、3」，力度加重；吸氣時默念「4、5、6」，手指放鬆。

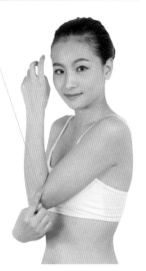

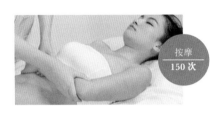

按摩
150 次

风池　疏風清熱、明目益聰

定位▶ 位於項部，當枕骨之下，與風府相平，胸鎖乳突肌與斜方肌上端之間的凹陷處。

按摩▶ 拇指和食指相對如鉗形拿捏風池穴。呼氣時默念「1、2、3」，力度加重；吸氣時默念「4、5、6」，手指放鬆。

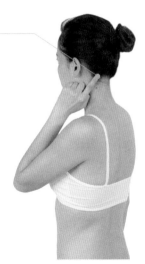

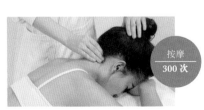

按摩
300 次

白內障

　　白內障是指晶狀體由於年老等因素引起混濁的眼病。臨床初患病者，自覺視力模糊，眼前有黑影隨眼球轉動，眼部無腫痛。中醫認為，此病多因年老體衰，肝腎兩虧，精血不足或脾虛失運，精氣不能上榮於目所致。對於早期老年性白內障，通過理療保健可以大大延緩其病情發展過程，提高視力。

特效穴位　1. 攢竹　2. 睛明　3. 太陽
另外再加上按揉風府（見 069 頁）、風池（見 068 頁）效果會更佳。

攢竹　清熱明目、祛風通絡

定位▶ 位於面部，當眉頭陷中，眶上切跡處。

按摩▶ 用拇指指腹點按攢竹穴，以有酸脹感為佳。呼氣時默念「1、2、3」，力度加重；吸氣時默念「4、5、6」，手指放鬆。

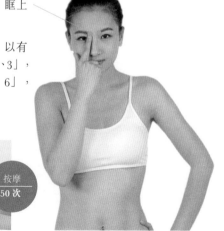

按摩
50 次

睛明 通經活絡、益氣明目

定位▶ 位於面部，目內眥角稍上方凹陷處。

按摩▶ 用食指指腹點按睛明穴，以有酸脹感為佳。呼氣時默念「1、2、3」，力度加重；吸氣時默念「4、5、6」，手指放鬆。

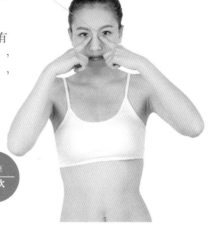

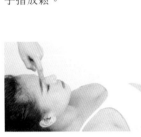

按摩
100 次

太陽 清肝明目、通經活絡

定位▶ 位於顳部，當眉梢與目外眥之間，向後約一橫指的凹陷處。

按摩▶ 將食指、中指併攏，用兩指指腹揉按太陽穴，以有酸脹感為佳。呼氣時默念「1、2、3」，力度加重；吸氣時默念「4、5、6」，手指放鬆。

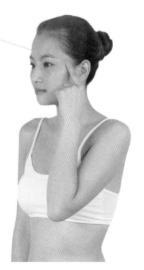

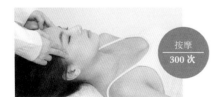

按摩
300 次

鼻炎（鼻竇炎）

　　鼻炎（鼻竇炎）是五官科最常見的疾病之一，一般可分為急性鼻炎及過敏性鼻炎等。急性鼻炎俗稱「傷風」「感冒」，多為急性呼吸道感染的一個併發症，以鼻塞、流涕、打噴嚏為主要症狀。過敏性鼻炎又名變態反應性鼻炎，以鼻黏膜潮濕水腫、黏液腺增生、上皮下嗜酸細胞浸潤為主的一種異常反應。

特效穴位　1. 上迎香　2. 中府　3. 尺澤
　　　　　　另外再加上按揉迎香（見 188 頁）、合谷（見 182 頁）、風池（見 068 頁）效果會更佳。

上迎香　清利鼻竇

定位▶ 位於面部，當鼻翼軟骨與鼻甲的交界處，近鼻唇溝上端處。

按摩▶ 用食指指腹點按上迎香穴，做旋轉揉搓。呼氣時默念「1、2、3」，力度加重；吸氣時默念「4、5、6」，手指放鬆。

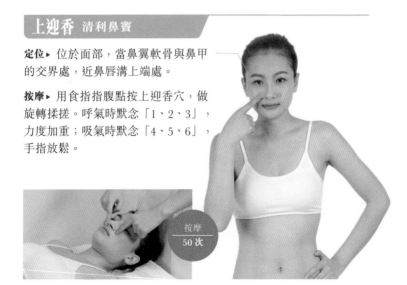

按摩
50 次

中府　清宣上焦、疏調肺氣

定位▶ 位於胸前壁的外上方，雲門下 1 寸，平第一肋間隙，距前正中線 6 寸。

按摩▶ 用兩手拇指指腹在兩側中府穴上用力向下按壓。呼氣時默念「1、2、3」，力度加重；吸氣時默念「4、5、6」，手指放鬆。

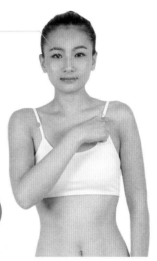

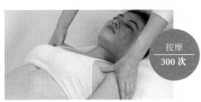

按摩
300 次

尺澤　清肺熱、通鼻竅

定位▶ 位於肘橫紋中，肱二頭肌腱橈側凹陷處。

按摩▶ 用拇指指腹揉按尺澤穴，以潮紅發熱為度。呼氣時默念「1、2、3」，力度加重；吸氣時默念「4、5、6」，手指放鬆。

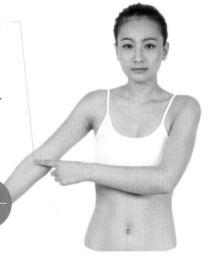

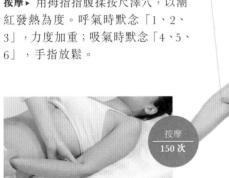

按摩
150 次

鼻出血

鼻出血是常見的臨床症狀之一，鼻腔黏膜中的微細血管分佈很密，敏感且脆弱，容易破裂而致出血。引起偶爾流鼻血的原因有上火、脾氣暴躁、心情焦慮，或被異物撞擊，人為毆打等原因。鼻出血也可由鼻腔本身疾病引起，也可能是全身性疾病所誘發。鼻出血的患者平常要多食水果、蔬菜等容易消化的食物，避免食用易引起上火的食物，並做好鼻部的防護措施。

特效穴位　1. 迎香　2. 巨髎　3. 上星

迎香　祛風清熱、治鼻要穴

定位▸ 位於鼻翼外緣中點旁，當鼻唇溝中。

按摩▸ 將雙手食指指腹放於鼻翼兩側的迎香穴上揉按。呼氣時默念「1、2、3」，力度加重；吸氣時默念「4、5、6」，手指放鬆。

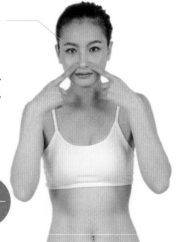

按摩
150 次

巨髎　祛風、通竅

定位▶ 位於面部，瞳孔直下，平鼻翼下緣處，當鼻唇溝外側。

按摩▶ 將雙手食指、中指緊併，放於兩側巨髎穴上揉按。呼氣時默念「1、2、3」，力度加重；吸氣時默念「4、5、6」，手指放鬆。

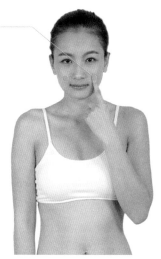

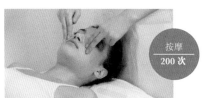

按摩
200 次

上星　熄風清熱、寧神通鼻

定位▶ 位於頭部，當前髮際正中直上1寸。

按摩▶ 將食指、中指緊併，用指腹推按上星穴，以局部有酸脹感為宜。呼氣時默念「1、2、3」，力度加重；吸氣時默念「4、5、6」，手指放鬆。

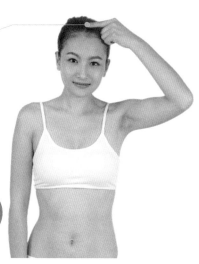

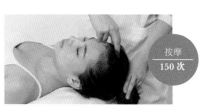

按摩
150 次

耳鳴耳聾

耳鳴耳聾在臨床上常同時並見，而且治療方法大致相同，故合併論述。耳鳴是以耳內鳴響為主證。耳聾是以聽力減退或聽覺喪失為主證。中醫認為，本病多因暴怒、驚恐、肝膽風火上逆，以致少陽之氣閉阻不通所致，或因外感風邪侵襲，壅竭清竅，或因腎氣虛弱，精血不能上達於耳而成。

特效穴位
1. 印堂　2. 聽宮　3. 翳明
另外再加上按揉百會（見210頁）、風池（見068頁）、腎俞（見098頁）效果會更佳。

印堂　安神定志、醒腦開竅

定位▸ 位於額部，當兩眉頭之中間。

按摩▸ 先用食指指腹按壓印堂穴，力度由輕而重，以局部皮膚有酸脹感為宜，再輕摩額部。呼氣時默念「1、2、3」，力度加重；吸氣時默念「4、5、6」，手指放鬆。

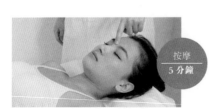

按摩
5分鐘

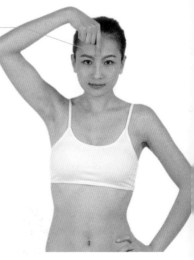

聽宮 聰耳開竅、疏風散熱

定位▶ 位於面部，耳屏前，下頜骨髁狀突的後方，張口時呈凹陷處。

按摩▶ 將兩手食指指腹分別放在兩側聽宮穴上按揉。呼氣時默念「1、2、3」，力度加重；吸氣時默念「4、5、6」，手指放鬆。

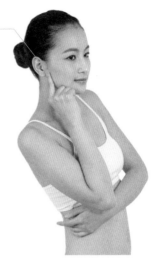

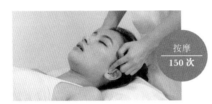

按摩
150 次

翳明 明目聰耳、寧心安神

定位▶ 位於項部，當翳風後 1 寸。

按摩▶ 先用拇指指腹揉按翳明穴，以局部有酸脹感為宜，再用拇指指腹在耳周部位按揉。呼氣時默念「1、2、3」，力度加重；吸氣時默念「4、5、6」，手指放鬆。

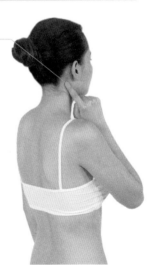

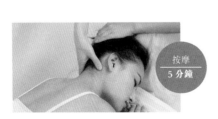

按摩
5 分鐘

牙痛

牙痛又稱齒痛，是一種常見的口腔科疾病。其主要原因是牙齒本身、牙周組織及頜骨的疾病等引起。臨床主要表現為牙齒疼痛、齲齒、牙齦腫脹、齦肉萎縮、牙齒鬆動、牙齦出血等。遇冷、熱、酸、甜等刺激，則疼痛加重。中醫認為牙痛是由於外感風邪、胃火熾盛、腎虛火旺、蟲蝕牙齒等原因所致。

特效穴位 1. 下關　2. 少海　3. 牙痛
另外再加上按揉頰車（見 063 頁）、風池（見 068 頁）、合谷（見 182 頁）效果會更佳。

下關　瀉火清熱、消腫止痛

定位▸ 位於面部耳前方，當顴弓與下頜切跡所形成的凹陷中。

按摩▸ 將兩手食指指腹放於兩側下關穴按揉，以局部有酸脹感為宜。呼氣時默念「1、2、3」，力度加重；吸氣時默念「4、5、6」，手指放鬆。

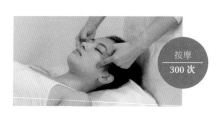

按摩
300 次

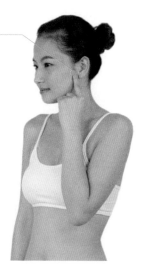

少海　滋陰降火、寧神止痛

定位▸ 屈肘，位於肘橫紋內側端與肱骨內上髁連線的中點處。

按摩▸ 將拇指指尖放在少海穴上，適當用力掐按，以皮膚潮紅發熱為宜。呼氣時默念「1、2、3」，力度加重；吸氣時默念「4、5、6」，手指放鬆。

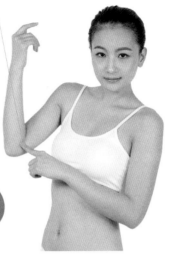

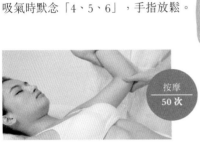

按摩
50 次

牙痛　牙痛的特效穴

定位▸ 位於手掌側面，當第三、第四掌指關節間之中點處。

按摩▸ 將拇指指尖放在牙痛穴上，適當用力掐按。呼氣時默念「1、2、3」，力度加重；吸氣時默念「4、5、6」，手指放鬆。

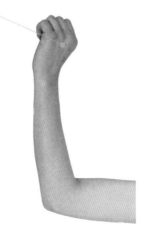

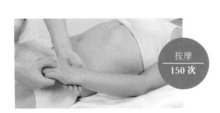

按摩
150 次

中耳炎

中耳炎是指累及中耳（包括咽鼓管、鼓室、鼓竇及乳突氣房）全部或部份結構的炎性病變，絕大多數為非特異性炎症，尤其好發於兒童，可分為非化膿性及化膿性兩大類。化膿性中耳炎以耳內流膿為主要表現，同時還伴有耳內疼痛、胸悶等症狀。化膿性者有急性和慢性之分。非化膿性者包括分泌性中耳炎、氣壓損傷性中耳炎等。中醫認為，此病屬於「膿耳」「聹耳」。

特效穴位　1. 聽宮　2. 聽會　3. 下關

聽宮　聽耳開竅

定位▸ 位於面部，耳屏前，下頜骨髁狀突的後方，張口時呈凹陷處。

按摩▸ 用拇指指尖輕輕按揉聽宮穴，有刺痛感，兩側同時按揉。呼氣時默念「1、2、3」，力度加重；吸氣時默念「4、5、6」，手指放鬆。

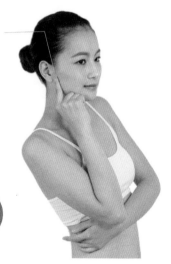

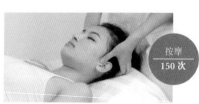

按摩
150 次

聽會　開竅聰耳、通經活絡

定位▶ 位於面部，當屏間切跡的前方，下頜骨髁突的後緣，張口有凹陷處。

按摩▶ 用雙手拇指指腹揉按兩側聽會穴，以局部有酸脹感為宜。呼氣時默念「1、2、3」，力度加重；吸氣時默念「4、5、6」，手指放鬆。

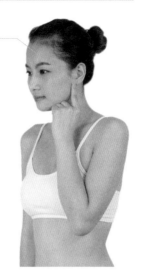

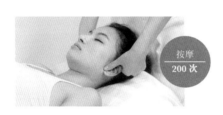

按摩
200 次

下關　消腫止痛、益氣聰耳

定位▶ 位於面部耳前方，當顴弓與下頜切跡所形成的凹陷中。

按摩▶ 用兩手食指、中指、無名指指腹點按兩側下關穴，以患者有酸麻脹痛感為佳。呼氣時默念「1、2、3」，力度加重；吸氣時默念「4、5、6」，手指放鬆。

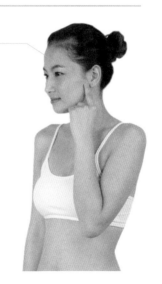

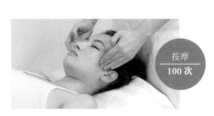

按摩
100 次

口腔潰瘍

口腔潰瘍又稱「口瘡」，是因不講衛生或飲食不當，還可能是因身體關係造成的舌尖或口腔黏膜產生發炎、潰爛，而導致進食不暢所致。常見症狀有，在口腔內唇、舌、頰黏膜、齒齦、硬齶等處出現白色或淡黃色大小不等的潰爛點，常伴有煩躁不安、身體消瘦、發熱等症狀。患了口瘡，要注意口腔衛生，多喝水。

特效穴位
1. 合谷　2. 足三里　3. 內庭
另外再加上按揉曲池（見141頁）、尺澤（見187頁）、湧泉（見029頁）效果會更佳。

合谷　清熱解表、通降腸胃

定位▶ 位於手背，第一、第二掌骨間，當第二掌骨橈側的中點處。

按摩▶ 用拇指指腹以順時針的方向揉按合谷穴，以有酸脹感為宜。呼氣時默念「1、2、3」，力度加重；吸氣時默念「4、5、6」，手指放鬆。

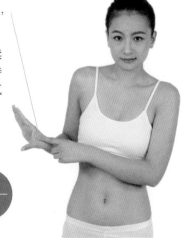

按摩
5分鐘

足三里 扶正培元、健脾化濕

定位▶ 位於小腿前外側，當犢鼻下 3 寸，距脛骨前緣一橫指（中指）。

按摩▶ 用兩手拇指指腹順時針方向揉按雙側足三里穴。呼氣時默念「1、2、3」，力度加重；吸氣時默念「4、5、6」，手指放鬆。

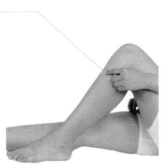

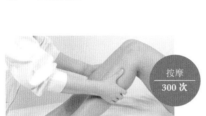

按摩
300 次

內庭 清瀉胃火、理氣止痛

定位▶ 位於足背，當二、三趾間，趾蹼緣後方赤白肉際處。

按摩▶ 雙手同時用拇指指腹揉按雙側內庭穴，以皮膚有酸脹感為宜。呼氣時默念「1、2、3」，力度加重；吸氣時默念「4、5、6」，手指放鬆。

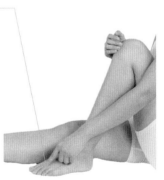

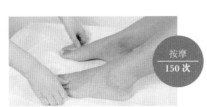

按摩
150 次

咽喉腫痛

　　咽喉腫痛以咽喉紅腫疼痛、吞嚥不適為特徵，是口咽和喉咽部病變的主要症狀。臨床表現主要是以咽喉紅腫疼痛、吞嚥不適為主症，多伴有發熱、咳嗽等上呼吸道感染症狀及食慾不振等全身症狀，在中醫學屬於「喉痺」範疇。任何刺激咽喉及口腔黏膜的物質都可能引起咽喉腫痛，如病毒、細菌感染、過敏反應、灰塵、香煙、廢氣等。

特效穴位　1. 天突　2. 列缺　3. 太溪

天突　理氣化痰、清咽開音

定位▸ 位於頸部，前正中線上，胸骨上窩中央。

按摩▸ 將食指、中指併攏，用兩指指腹持續按揉天突穴，以局部有酸脹感為宜。呼氣時默念「1、2、3」，力度加重；吸氣時默念「4、5、6」，手指放鬆。

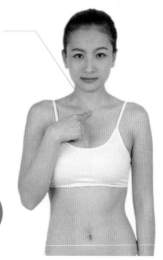

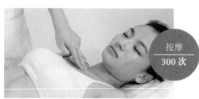

按摩
300 次

列缺 清瀉肺熱、通經活絡

定位▸ 位於前臂橈側緣，橈骨莖突上方，腕橫紋上 1.5 寸，當肱橈肌與拇長展肌腱之間。

按摩▸ 用食指指腹按揉列缺穴，有酸痛感，先左後右。呼氣時默念「1、2、3」，力度加重；吸氣時默念「4、5、6」，手指放鬆。

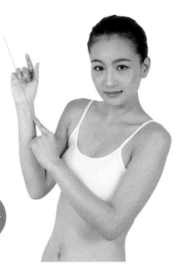

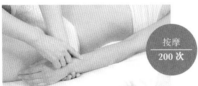

按摩
200 次

太溪 滋陰降火、清熱安神

定位▸ 位於足內側，內踝後方，當內踝尖與跟腱之間的凹陷處。

按摩▸ 用拇指指腹從上往下推按太溪穴，力度適中，以局部皮膚潮紅為度。呼氣時默念「1、2、3」，力度加重；吸氣時默念「4、5、6」，手指放鬆。

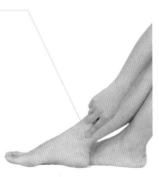

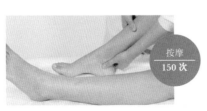

按摩
150 次

急性扁桃體炎

扁桃體位於扁桃體隱窩內，是人體呼吸道的第一道免疫器官。但它的免疫能力只能達到一定的效果，當吸入的病原微生物數量較多或毒力較強的病原菌時，就會引起相應的症狀，如出現局部紅腫、疼痛、化膿，高熱畏寒，伴有頭痛、咽痛、發熱等症狀。若治療不及時會轉為慢性扁桃體炎，嚴重者可引起腎炎等併發症。

特效穴位　1. 風池　2. 肩井　3. 人迎
另外再加上按揉風府（見 069 頁）、曲池（見 141 頁）、合谷（見 182 頁）效果會更佳。

風池　疏風清熱消腫

定位▶ 位於項部，當枕骨之下，與風府相平，胸鎖乳突肌與斜方肌上端之間的凹陷處。

按摩▶ 拇指和食指、中指如鉗形拿捏風池穴，再按揉風池穴。呼氣時默念「1、2、3」，力度加重；吸氣時默念「4、5、6」，手指放鬆。

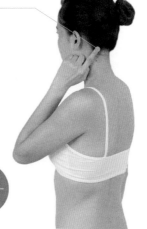

按摩
5 分鐘

肩井 消炎止痛、祛風解毒

定位▸ 位於肩上，前直乳中，當大椎與肩峰端連線的中點上。

按摩▸ 食指壓於中指上，按揉肩井穴，以局部有酸脹感為宜。呼氣時默念「1、2、3」，力度加重；吸氣時默念「4、5、6」，手指放鬆。

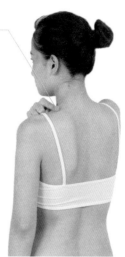

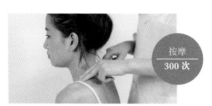

按摩
300 次

人迎 利咽散結、清熱解表

定位▸ 位於頸部，喉結旁，當胸鎖乳突肌的前緣，頸總動脈搏動處。

按摩▸ 用四指指腹揉按人迎穴，力度適中，以皮膚潮紅發熱為宜。呼氣時默念「1、2、3」，力度加重；吸氣時默念「4、5、6」，手指放鬆。

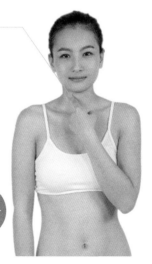

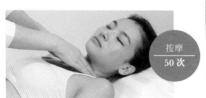

按摩
50 次

❸ 皮膚科疾病

帶狀疱疹

　　帶狀疱疹是由水痘－帶狀疱疹病毒所引起的，以沿單側周圍神經分佈的簇集性小水疱為特徵，常伴有明顯的神經痛。發病前階段，常有低熱、乏力症狀，將發疹部位有疼痛、燒灼感，持續 1～3 天，三叉神經帶狀疱疹可出現牙痛。本病春秋季的發病率較高，發病率隨年齡增大而呈顯著上升趨勢。

特效穴位　1.合谷　2.翳風　3.風池
另外再加上按揉風府（見 069 頁）效果會更佳。

合谷　清熱解表

定位▶ 位於手背，第一、第二掌骨間，當第二掌骨橈側的中點處。

按摩▶ 用拇指指腹按住合谷穴，以順時針的方向按揉合谷穴。呼氣時默念「1、2、3」，力度加重；吸氣時默念「4、5、6」，手指放鬆。

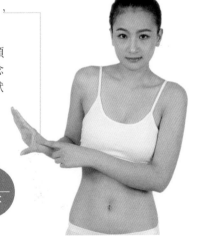

按摩
150 次

翳風　散內洩熱、疏風通絡

定位▶ 位於耳垂後方，當乳突與下頜角之間的凹陷處。

按摩▶ 着涼受寒者或受風者，可用拇指指腹按揉翳風穴。呼氣時默念「1、2、3」，力度加重；吸氣時默念「4、5、6」，手指放鬆。

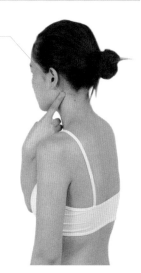

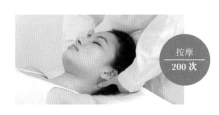

按摩
200 次

風池　疏風散熱解毒

定位▶ 位於項部，當枕骨之下，與風府相平，胸鎖乳突肌與斜方肌上端之間的凹陷處。

按摩▶ 五指相對成鉗形揉捏風池穴，以局部有酸脹痛感為宜。呼氣時默念「1、2、3」，力度加重；吸氣時默念「4、5、6」，手指放鬆。

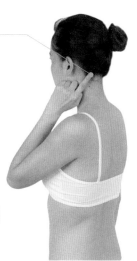

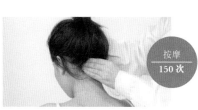

按摩
150 次

黃褐斑

　　黃褐斑，又稱「蝴蝶斑」「肝斑」，是有黃褐色色素沉着性的皮膚病。內分泌異常是本病發生的原因，與妊娠、月經不調、痛經、失眠、慢性肝病及日曬等有一定的關係。臨床主要表現為顏面中部有對稱性蝴蝶狀的黃褐色斑片，邊緣清楚。中醫學認為，本病由肝氣鬱結，氣血瘀滯，或腎陽虛寒等所致。

特效穴位 1. 合谷　2. 血海　3. 三陰交
另外再加上按揉足三里（見 143 頁）、太衝（見 217 頁）效果會更佳。

合谷 通經活絡、行氣化瘀

定位▶ 位於手背，第一、第二掌骨間，當第二掌骨橈側的中點處。

按摩▶ 用拇指指尖掐按合谷穴，以皮膚有酸脹感為宜。呼氣時默念「1、2、3」，力度加重；吸氣時默念「4、5、6」，手指放鬆。

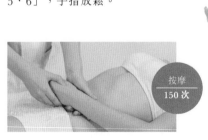

按摩
150 次

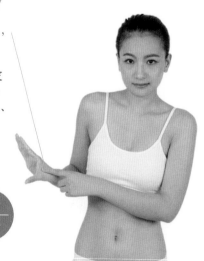

血海　行氣活血化瘀

定位▸ 屈膝，位於大腿內側，髕底內側端上 2 寸，當股四頭肌內側頭的隆起處。

按摩▸ 搓熱手掌，迅速覆蓋在血海穴上，順時針輕摩，以透熱為度。呼氣時默念「1、2、3」，力度加重；吸氣時默念「4、5、6」，手掌放鬆。

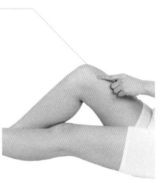

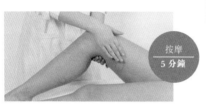

按摩
5 分鐘

三陰交　補益肝腎、行氣活血

定位▸ 位於小腿內側，當足內踝尖上 3 寸，脛骨內側緣後方。

按摩▸ 用四指指腹推摩三陰交穴，以有酸麻脹痛感為佳。呼氣時默念「1、2、3」，力度加重；吸氣時默念「4、5、6」，手指放鬆。

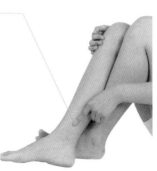

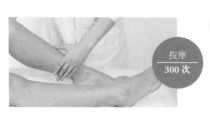

按摩
300 次

蕁麻疹

蕁麻疹俗稱風疹塊，中醫稱「癮疹」，是一種常見的變態反應性疾病。本病多屬突然發病，常因飲食、藥物、腸道寄生蟲、化學因素、精神因素及全身性疾患等引起發病。輕者以瘙癢為主，疹塊散發出現。重者疹塊大片融合，遍及全身，或伴有噁心、嘔吐、發熱、腹痛、腹瀉，或其他全身症狀。

特效穴位　1. 曲池　2. 足三里　3. 膈俞

曲池 疏風清熱、行氣活血

定位▶ 位於肘橫紋外側端，屈肘，當尺澤穴與肱骨外上髁連線中點。

按摩▶ 將拇指指腹按在曲池穴上，以順時針的方向揉按，以有酸麻脹痛感為佳。呼氣時默念「1、2、3」，力度加重；吸氣時默念「4、5、6」，手指放鬆。

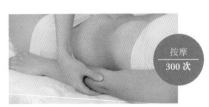

按摩
300 次

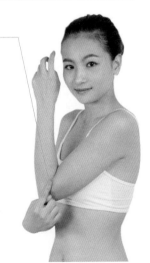

足三里 益氣養血、潤燥祛風

定位▸ 位於小腿前外側,當犢鼻下 3 寸,距脛骨前緣一橫指(中指)。

按摩▸ 將拇指按在足三里穴上,先以順時針的方向揉按,再以逆時針的方向揉按。呼氣時默念「1、2、3」,力度加重;吸氣時默念「4、5、6」,手指放鬆。

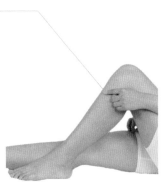

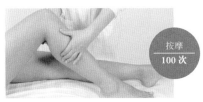

按摩
100 次

膈俞 活血止癢

定位▸ 位於背部,當第七胸椎棘突下,旁開 1.5 寸。

按摩▸ 用拇指及食指、中指將膈俞穴處的皮膚提起,雙手交替捻動,向前推進。呼氣時默念「1、2、3」,力度加重;吸氣時默念「4、5、6」,手指放鬆。

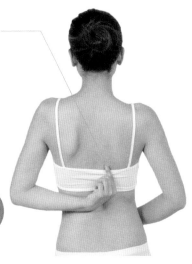

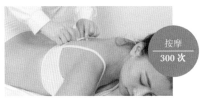

按摩
300 次

痤瘡

痤瘡是美容皮膚科最常見的病症，又叫青春痘、粉刺、毛囊炎，多發於面部。痤瘡的發生原因較複雜，與多種因素有關，如飲食結構不合理、精神緊張、內臟功能紊亂、生活或工作環境不佳、某些微量元素缺乏、遺傳因素、大便秘結等。但主要誘因是青春期發育成熟，體內雄激素水平升高，即形成粉刺。

特效穴位　1.曲池　2.血海　3.合谷
　　　　　　4.百會　5.陽白

曲池　清邪熱、調氣血

定位▶ 位於肘橫紋外側端，屈肘，當尺澤與肱骨外上髁連線中點。

按摩▶ 用掌心先順時針的方向輕摩曲池穴，再逆時針的方向輕摩，以透熱為度。呼氣時默念「1、2、3」，力度加重；吸氣時默念「4、5、6」，手掌放鬆。

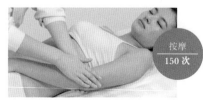

按摩
150次

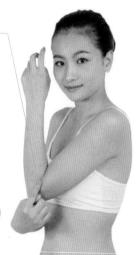

血海 調和氣血、袪風除濕

定位▶ 屈膝,位於大腿內側,髕底內側端上 2 寸,當股四頭肌內側頭的隆起處。

按摩▶ 將食指、中指併攏,用兩指指腹按壓血海穴,以局部有酸脹感為宜。呼氣時默念「1、2、3」,力度加重;吸氣時默念「4、5、6」,手指放鬆。

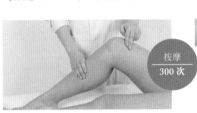

按摩
300 次

合谷 疏風解表、通經活絡

定位▶ 位於手背,第一、第二掌骨間,當第二掌骨橈側的中點處。

按摩▶ 先用拇指指腹掐按合谷穴,再用掌心順時針的方向輕摩,以透熱為度。呼氣時默念「1、2、3」,力度加重;吸氣時默念「4、5、6」,手指放鬆。

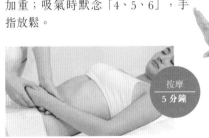

按摩
5 分鐘

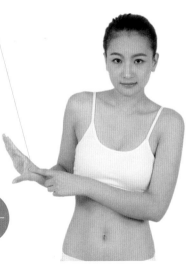

百會　溫陽行氣活血

定位▸ 位於頭部，當前髮際正中直上 5 寸，或兩耳尖連線的中點處。

按摩▸ 先用拇指指腹揉按百會穴，以頭頂有酸脹感為宜，再用手指按梳頭的順序梳理頭部。呼氣時默念「1、2、3」，力度加重；吸氣時默念「4、5、6」，手指放鬆。

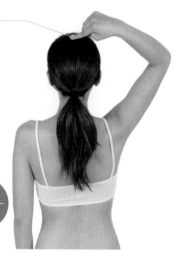

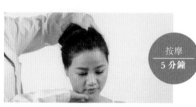

按摩
5 分鐘

陽白　清頭明目、祛風洩熱

定位▸ 位於前額部，當瞳孔直上，眉上 1 寸。

按摩▸ 用拇指指腹揉按陽白穴，以局部有酸脹感為宜，可單手操作，也可雙手同時操作。呼氣時默念「1、2、3」，力度加重；吸氣時默念「4、5、6」，手指放鬆。

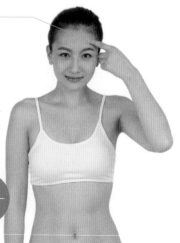

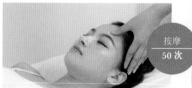

按摩
50 次

第 3 章

按摩養生，
未病先防

在漫長的人類發展史中，健康是人類所共同追求的目標，也是人生最大的幸福。「不治已病治未病」是早在《黃帝內經》中就提出來的防病養生謀略，按摩穴位能有效調和機體的精、氣、神，保持生命的健康活力，便可以延年益壽、身心安康。

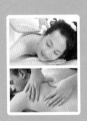

健脾養胃

現代社會工作和生活節奏加快，壓力大，人們飲食不規律，常常暴飲暴食，從而導致各種胃部疾病的發生，而這些因素也會造成「脾虛」，導致胃脹痛、食慾差、便溏、疲倦乏力等症狀。很多人只是注意到了胃部的表現，其實脾胃都是需要「三分治七分養」。研究表明：刺激人體穴位可以行氣活血，達到健脾養胃的效果。

特效穴位　1. 巨闕　2. 建里　3. 足三里
另外再加上按揉上脘（見 121 頁）、中脘（見130 頁）、公孫（見 101 頁）效果會更佳。

巨闕　寬胸理氣、調理胃腸

定位▸ 位於上腹部，前正中線上，當臍中上 6 寸。

按摩▸ 將食指、中指併攏，用兩指指腹按揉巨闕穴，力度適中，手法宜輕柔。呼氣時默念「1、2、3」，力度加重；吸氣時默念「4、5、6」，手指放鬆。

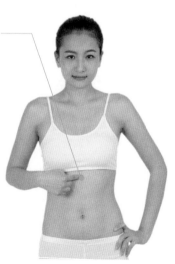

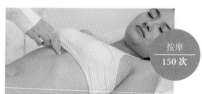

按摩
150 次

建里 健脾和胃、通降腑氣

定位▶ 位於上腹部，前正中線上，當臍中上 3 寸。

按摩▶ 將食指、中指、無名指、小指併攏，用四指指腹按揉建里穴，力度適中，手法宜輕柔。呼氣時默念「1、2、3」，力度加重；吸氣時默念「4、5、6」，手指放鬆。

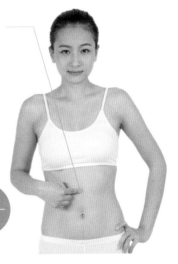

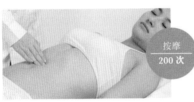

按摩
200 次

足三里 生發胃氣、燥化脾濕

定位▶ 位於小腿前外側，當犢鼻下 3 寸，距脛骨前緣一橫指（中指）。

按摩▶ 先用拇指指腹掐按足三里穴，再用掌心輕摩穴位，以局部潮紅發熱為度。呼氣時默念「1、2、3」，力度加重；吸氣時默念「4、5、6」，手指放鬆。

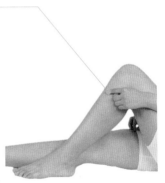

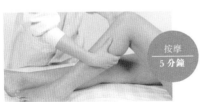

按摩
5 分鐘

養心安神

心煩意亂，睡眠淺表，稍有動靜就會驚醒是焦慮性失眠症的常見症狀，也是亞健康的表現。焦慮、睡眠質量差以及精神恍惚等都與人的心態有着密切的聯繫，對工作和生活都會產生很嚴重的影響。研究表明：刺激人體某些穴位可以疏解心煩氣悶，能達到安神的效果，有助於睡眠，也可以輔助保障自己的身體健康。

特效穴位   1. 百會   2. 強間   3. 四神聰
另外再加上按揉公孫（見 101 頁）效果會更佳。

百會   提神醒腦、寧心益志

定位▶ 位於頭部，當前髮際正中直上5寸，或兩耳尖連線的中點處。

按摩▶ 用拇指指腹向下用力按揉百會穴，有酸脹、刺痛感。呼氣時默念「1、2、3」，力度加重；吸氣時默念「4、5、6」，手指放鬆。

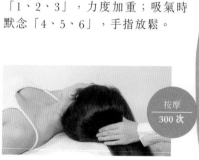

按摩
300 次

強間 醒神寧心、行氣化痰

定位▶ 位於頭部，當後髮際正中直上4寸。

按摩▶ 用食指指腹用力按揉強間穴，有酸脹、刺痛感。呼氣時默念「1、2、3」，力度加重；吸氣時默念「4、5、6」，手指放鬆。

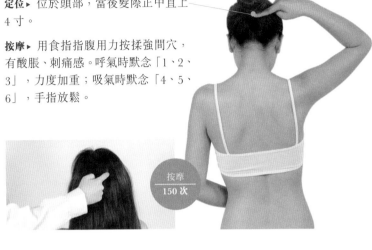

按摩
150 次

四神聰 提神醒腦、助眠安神

定位▶ 位於頭頂部，當百會前後左右各1寸，共四穴。

按摩▶ 用雙手拇指指腹環形揉按四神聰穴，以有酸麻脹痛感為佳。呼氣時默念「1、2、3」，力度加重；吸氣時默念「4、5、6」，手指放鬆。

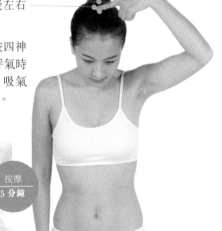

按摩
5 分鐘

疏肝解鬱

　　現代年輕人常用鬱悶、糾結來形容心情壓抑、憂鬱和各種不良的精神狀態。抑鬱多因七情所傷，導致肝氣鬱結。肝是人體的將軍之官，它調節血液，指揮新陳代謝，承擔着解毒和排洩廢物的任務，同時保證人體血氣通暢。研究表明：刺激人體穴位可以疏肝解鬱、養肝明目，還可以緩解肝區疼痛，起到更好的養肝、護肝效果。

特效穴位　　1. 期門　2. 太衝　3. 大敦
另外再加上按揉陽陵泉（見166頁）效果會更佳。

期門　疏肝健脾、理氣活血

定位▶ 位於胸部，當乳頭直下，第六肋間隙，前正中線旁開4寸。

按摩▶ 用整個手掌貼在患者肋骨上，用手掌魚際推揉期門穴，以有脹痛的感覺為度。呼氣時默念「1、2、3」，力度加重；吸氣時默念「4、5、6」，手掌放鬆。

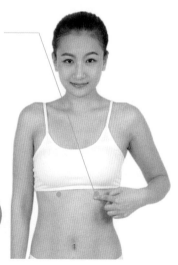

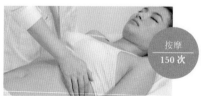

按摩
150次

太衝　疏肝養血、清利下焦

定位▸ 位於足背側，當第一跖骨間隙的後方凹陷處。

按摩▸ 用拇指指尖從上到下垂直按揉太衝穴，有脹痛、刺痛感。呼氣時默念「1、2、3」，力度加重；吸氣時默念「4、5、6」，手指放鬆。

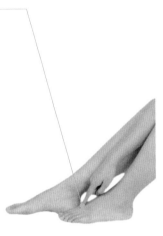

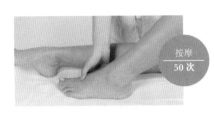

按摩
50 次

大敦　疏肝理氣、調經和營

定位▸ 位於足大趾末節外側，距趾甲角 0.1 寸（指寸）。

按摩▸ 用拇指指尖掐按大敦穴，以皮膚有脹痛感為宜。呼氣時默念「1、2、3」，力度加重；吸氣時默念「4、5、6」，手指放鬆。

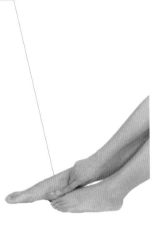

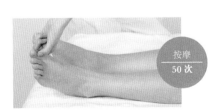

按摩
50 次

宣肺理氣

肺病是目前臨床上比較常見的疾病之一，是在外感或內傷等因素影響下，造成肺臟功能失調和病理變化的病證，經常會有咳嗽、流涕、氣喘等。平時可以到空氣新鮮的地方鍛煉，做做深呼吸。研究表明：刺激人體穴位可以滋陰潤肺、開瘀通竅、調理肺氣，在預防肺部疾病方面有很好的效果。

特效穴位   1. 中府   2. 少商   3. 經渠
另外再加上按揉尺澤（見 187 頁）效果會更佳。

中府   清瀉肺熱、止咳平喘

定位▸ 位於胸前壁的外上方，雲門下 1 寸，平第一肋間隙，距前正中線 6 寸。

按摩▸ 用拇指指腹按揉中府穴，有酸痛、悶脹的感覺，先順時針方向按揉，再逆時針方向按揉。呼氣時默念「1、2、3」，力度加重；吸氣時默念「4、5、6」，手指放鬆。

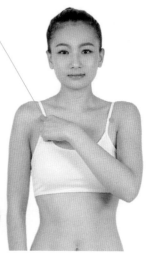

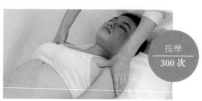

按摩
300 次

少商 清熱止痛、解表退熱

定位▶ 位於手拇指末節橈側，距指甲角 0.1 寸（指寸）。

按摩▶ 用拇指指尖掐按少商穴，有刺痛感，依次掐按左右兩手。呼氣時默念「1、2、3」，力度加重；吸氣時默念「4、5、6」，手指放鬆。

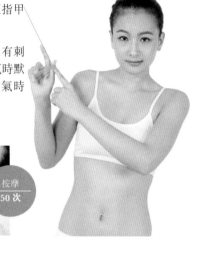

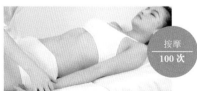

按摩
50 次

經渠 宣肺利咽、降逆平喘

定位▶ 位於前臂掌面橈側，橈骨莖突與橈動脈之間凹陷處，腕橫紋上 1 寸。

按摩▶ 用拇指指腹按壓經渠穴，稍用力，有輕微的酸脹感。呼氣時默念「1、2、3」，力度加重；吸氣時默念「4、5、6」，手指放鬆。

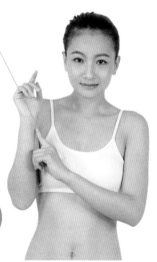

按摩
100 次

補腎強腰

從古至今，似乎補腎僅僅是男性的專利，殊不知，夜尿頻多、失眠多夢、腰腿酸軟、脫髮、卵巢早衰等這些症狀在現代女性當中也是較為多見的。女性要行經、生產、哺乳，這些都很消耗精氣神。研究表明：刺激人體穴位可以疏通經絡，調理人體內部的精氣神，補充腎氣，「腎氣足」，則「百病除」。

特效穴位　1. 氣衝　2. 太溪　3. 腎俞
另外再加上按揉關元（見 227 頁）、湧泉（見 231 頁）效果會更佳。

氣衝　調經血、理氣補腎

定位▶ 位於腹股溝稍上方，當臍中下 5 寸，距前正中線 2 寸。

按摩▶ 用拇指指腹揉按氣衝穴，力度適中，以皮膚有酸脹感為宜。呼氣時默念「1、2、3」，力度加重；吸氣時默念「4、5、6」，手指放鬆。

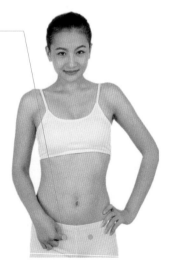

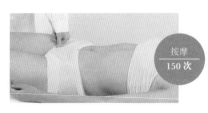

按摩
150 次

太溪 補益腎氣

定位▶ 位於足內側，內踝後方，當內踝尖與跟腱之間的凹陷處。

按摩▶ 用拇指指腹按揉太溪穴，力量柔和，以感覺酸脹為度，不可力量過大傷及皮膚。呼氣時默念「1、2、3」，力度加重；吸氣時默念「4、5、6」，手指放鬆。

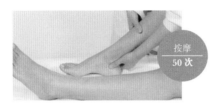

按摩
50 次

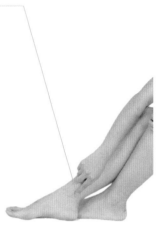

腎俞 益腎助陽

定位▶ 位於腰部，當第二腰椎棘突下，旁開 1.5 寸。

按摩▶ 兩手半握拳，用小魚際反覆拍打兩腰處的腎俞穴，有熱感為佳，力度適中。呼氣時默念「1、2、3」，力度加重；吸氣時默念「4、5、6」，手指放鬆。

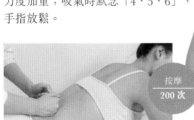

按摩
200 次

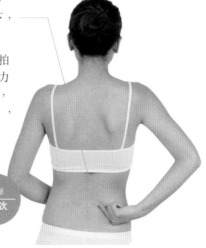

益氣養血

　　氣血對人體最重要的作用就是滋養。氣血充足，則人面色紅潤，肌膚飽滿豐盈，毛髮潤滑有光澤，精神飽滿，感覺靈敏。若氣血不足皮膚容易粗糙、發暗、發黃、長斑等。研究表明：刺激人體某些穴位可以疏導經絡，利於機體內氣血的運行，可以輔助臟腑的功能，達到益氣養血的效果。

特效穴位　1. 氣海　2. 血海　3. 足三里
另外再加上關元（見 227 頁）、中極（見 145 頁）效果會更佳。

氣海　益氣活血

定位▶ 位於下腹部，前正中線上，當臍中下 1.5 寸。

按摩▶ 用拇指指腹垂直點按氣海穴，微微用力壓揉，幅度可逐漸擴大，以局部有酸脹感為宜。呼氣時默念「1、2、3」，力度加重；吸氣時默念「4、5、6」，手指放鬆。

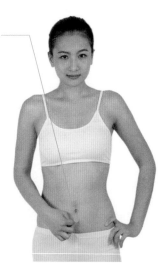

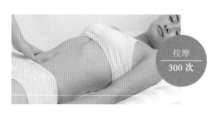

按摩
300 次

血海　健脾化濕、理氣活血

定位▶ 屈膝，位於大腿內側，髕底內側端上 2 寸，當股四頭肌內側頭的隆起處。

按摩▶ 用拇指指腹垂直按揉血海穴，有酸脹痛感為宜。呼氣時默念「1、2、3」，力度加重；吸氣時默念「4、5、6」，手指放鬆。

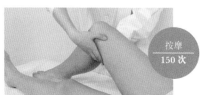

按摩
150 次

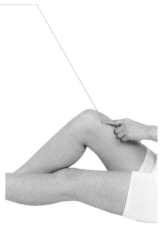

足三里　健脾和胃、活血通絡

定位▶ 位於小腿前外側，當犢鼻下 3 寸，距脛骨前緣一橫指（中指）。

按摩▶ 用拇指指腹揉按足三里穴，有酸脹痛感為佳。呼氣時默念「1、2、3」，力度加重；吸氣時默念「4、5、6」，手指放鬆。

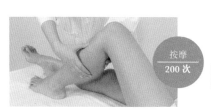

按摩
200 次

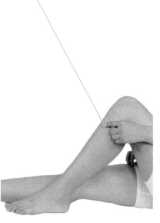

降壓降糖

被稱為「富貴病」的高血壓、糖尿病,已如「舊時王謝堂前燕,飛入尋常百姓家」,它們儼然已是人類致命的「頭號殺手」。在中國的十大死亡原因中,與高血壓、糖尿病相關的死亡人數佔總死亡人數的27%。研究表明:刺激人體某些穴位,可以調節經氣,改善機體生理功能,使代謝系統恢復正常運作。

特效穴位 1. 百會　2. 風池　3. 肩井
另外再加上按揉足三里(見223頁)、三陰交(見147頁)、脾俞(見118頁)效果會更佳。

百會　瀉諸陽氣、平降肝火

定位▸ 位於頭部,當前髮際正中直上5寸,或兩耳尖連線的中點處。

按摩▸ 用拇指指腹按揉百會穴,力度適中,有酸脹感為宜。呼氣時默念「1、2、3」,力度加重;吸氣時默念「4、5、6」,手指放鬆。

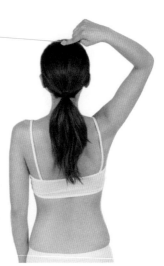

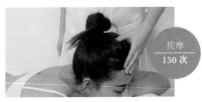

按摩
150次

風池　平肝瀉火清熱

定位▶ 位於項部，當枕骨之下，與風府相平，胸鎖乳突肌與斜方肌上端之間的凹陷處。

按摩▶ 用拇指指腹揉按風池穴，力度適中，有酸脹感即可。呼氣時默念「1、2、3」，力度加重；吸氣時默念「4、5、6」，手指放鬆。

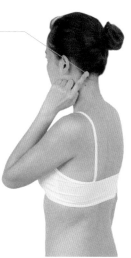

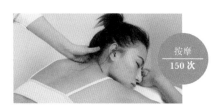

按摩
150 次

肩井　通經活絡化瘀

定位▶ 位於肩上，前直乳中，當大椎與肩峰端連線的中點上。

按摩▶ 用拇指指腹揉按肩井穴，力度適中，有酸脹痛感為宜。呼氣時默念「1、2、3」，力度加重；吸氣時默念「4、5、6」，手指放鬆。

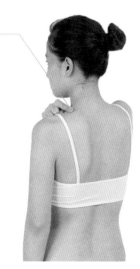

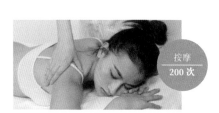

按摩
200 次

排毒通便

近年來，患便秘的中青年人比例呈明顯上升趨勢，工作壓力大，心理上過度緊張，加上缺乏身體鍛煉，活動量小，都是導致便秘的主要原因。便秘會導致毒素在體內堆積，影響身體健康。研究表明：刺激人體某些穴位可以調理腸胃、行氣活血、舒經活絡，對防治便秘及習慣性便秘者改善症狀都有良好的效果。

特效穴位 1. 天樞　2. 石門　3. 關元
另外再加上按揉支溝（見 084 頁）、足三里（見 223 頁）、大腸俞（見 169 頁）效果會更佳。

天樞　調理胃腸、潤腸通便

定位▶ 位於腹中部，距臍中 2 寸。

按摩▶ 先用兩手拇指指腹按揉兩側天樞穴，以局部皮膚有酸脹感為度，再用掌心摩腹，有熱感為宜。呼氣時默念「1、2、3」，力度加重；吸氣時默念「4、5、6」，手指放鬆。

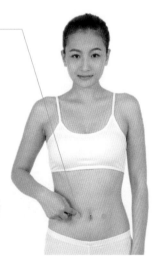

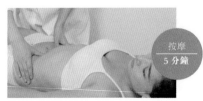

按摩
5 分鐘

石門　理氣清熱、通利水道

定位▸ 位於下腹部，前正中線上，當臍中下 2 寸。

按摩▸ 用手掌心按揉石門穴，以局部皮膚有酸脹感為度。呼氣時默念「1、2、3」，力度加重；吸氣時默念「4、5、6」，手掌放鬆。

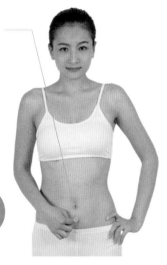

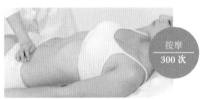

按摩
300 次

關元　通陽散寒、通調腑氣

定位▸ 位於下腹部，前正中線上，當臍中下 3 寸。

按摩▸ 雙掌重疊，用手掌心按揉關元穴，以局部皮膚有酸脹感為度。呼氣時默念「1、2、3」，力度加重；吸氣時默念「4、5、6」，手掌放鬆。

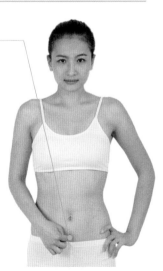

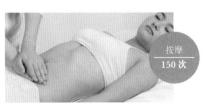

按摩
150 次

消除疲勞

由於現代社會生活節奏快，造成身體疲勞的原因也較為複雜。一般將疲勞分為以下幾種：體力疲勞、腦力疲勞、病理疲勞、精神疲勞。人經常疲勞主要是因為身體營養不均衡，免疫力低下所致。研究表明：刺激人體某些穴位可以通調氣血，煥發身體活力，促進機體的修復功能，達到消除疲勞的作用。

特效穴位　1. 太陽　2. 百會　3. 風池
另外再加上按揉神門（見 100 頁）、內關（見 125 頁）、三陰交（見 147 頁）效果會更佳。

太陽　清肝明目、活血理氣

定位▶ 位於顳部，當眉梢與目外眥之間，向後約一橫指的凹陷處。

按摩▶ 用兩手拇指指腹同時按揉兩側太陽穴，做環狀運動，力度適中，感覺酸脹即可。呼氣時默念「1、2、3」，力度加重；吸氣時默念「4、5、6」，手指放鬆。

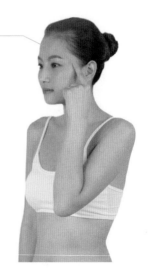

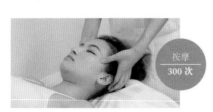

按摩
300 次

百會　清利頭目、健腦益神

定位▶ 位於頭部，當前髮際正中直上5寸，或兩耳尖連線的中點處。

按摩▶ 用拇指指腹來回按揉百會穴，有酸脹感為宜。呼氣時默念「1、2、3」，力度加重；吸氣時默念「4、5、6」，手指放鬆。

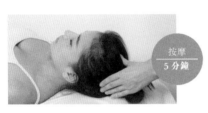

按摩
5分鐘

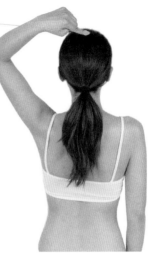

風池　疏風清熱、清利頭目

定位▶ 位於項部，當枕骨之下，與風府相平，胸鎖乳突肌與斜方肌上端之間的凹陷處。

按摩▶ 用拇指指尖垂直掐按風池穴，有酸麻脹痛感為宜。呼氣時默念「1、2、3」，力度加重；吸氣時默念「4、5、6」，手指放鬆。

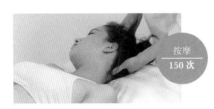

按摩
150次

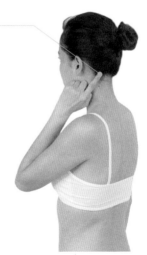

延年益壽

壽命長短與多種因素有關，良好的行為和生活方式對人的壽命影響遠比基因、遺傳要大得多。心態良好，適當參加運動，堅持合理健康的飲食方式，都是可以幫助我們延年益壽的。研究表明：刺激人體某些穴位可以舒經活絡，有利於氣血的運行，促進人體的新陳代謝，增強臟腑功能，達到延年益壽的效果。

特效穴位　1. 膻中　2. 養老　3. 湧泉
另外再加上按揉關元（見 227 頁），足三里（見213 頁）效果會更佳。

膻中　活血通絡、清肺寬胸

定位▸ 位於胸部正中線上，當兩乳頭中間，平第四肋間隙。

按摩▸ 用拇指指腹按揉膻中穴，力道稍輕，做環狀運動。呼氣時默念「1、2、3」，力度加重；吸氣時默念「4、5、6」，手指放鬆。

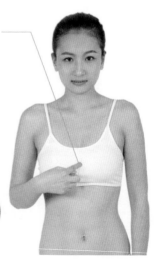

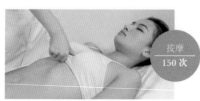

按摩
150 次

養老　清頭明目、舒經活絡

定位▶ 位於前臂背面尺側，腕背橫紋上 1 寸，當尺骨小頭近端橈側凹陷中。

按摩▶ 用拇指指尖垂直掐按養老穴，力道略重，有酸脹感即可。呼氣時默念「1、2、3」，力度加重；吸氣時默念「4、5、6」，手指放鬆。

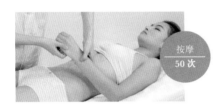

按摩
50 次

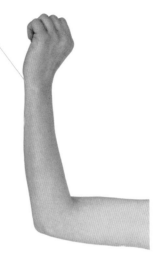

湧泉　滋陰益腎、平肝熄風

定位▶ 位於足前部凹陷處，第二、第三趾趾縫紋頭端與足跟連線的前 1/3 與後 2/3 交點處。

按摩▶ 用拇指指腹用力推按湧泉穴，至潮紅發熱為佳。呼氣時默念「1、2、3」，力度加重；吸氣時默念「4、5、6」，手指放鬆。

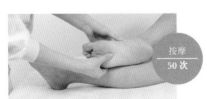

按摩
50 次

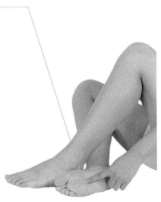

強身健體

　　人一旦過了 60 歲就感覺身體不中用了，人的免疫功能開始衰減，這時機體就會出現或多或少的問題。人吃五穀雜糧，沒有不生病的，而疾病和損傷的確是影響健康和長壽的重要因素。研究表明：刺激人體某些穴位可以調和臟腑，使氣血宣通暢達，有效預防和治療各種疾病，達到強身健體的效果。

特效穴位　　1. 太陽　2. 關元　3. 氣海
　　　　　　　4. 足三里　5. 湧泉

太陽　清肝明目、舒經活絡

定位▶ 位於顳部，當眉梢與目外眥之間，向後約一橫指的凹陷處。

按摩▶ 用兩手拇指指腹按揉兩側太陽穴，力道稍重，做旋轉按摩，先順時針方向後逆時針方向。呼氣時默念「1、2、3」，力度加重；吸氣時默念「4、5、6」，手指放鬆。

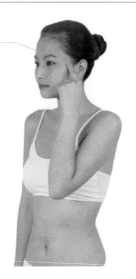

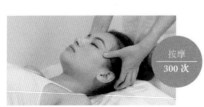

按摩
300 次

關元　調理衝任、固本培元

定位▶ 位於下腹部，前正中線上，當臍中下 3 寸。

按摩▶ 用拇指指腹垂直點按關元穴，並向兩側撥動，力道略重，以有酸脹感為宜。呼氣時默念「1、2、3」，力度加重；吸氣時默念「4、5、6」，手指放鬆。

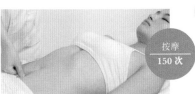

按摩
150 次

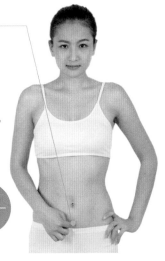

氣海　益氣壯陽、溫經散寒

定位▶ 位於下腹部，前正中線上，當臍中下 1.5 寸。

按摩▶ 用拇指指腹從上到下推按氣海穴，並向兩側撥動，力道略重，以局部溫熱舒適為宜。呼氣時默念「1、2、3」，力度加重；吸氣時默念「4、5、6」，手指放鬆。

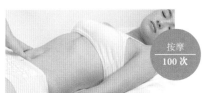

按摩
100 次

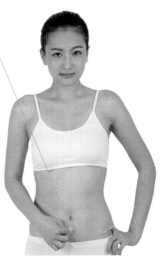

足三里 生發胃氣、燥化脾濕

定位▸ 位於小腿前外側，當犢鼻下 3 寸，距脛骨前緣一橫指（中指）。

按摩▸ 先用拇指指腹按揉足三里穴，力道稍重，有酸脹感，再輕摩腿部，以溫熱舒適為宜。呼氣時默念「1、2、3」，力度加重；吸氣時默念「4、5、6」，手指放鬆。

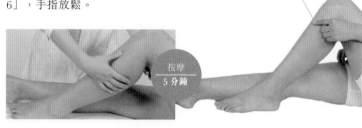

按摩
5 分鐘

湧泉 滋陰益腎、平肝熄風

定位▸ 位於足底部，蜷足時足前部凹陷處，約當足底二、三趾趾縫紋頭端與足跟連線的前1/3與後2/3交點上。

按摩▸ 用拇指指腹用力推按湧泉穴，至潮紅發熱為佳。呼氣時默念「1、2、3」，力度加重；吸氣時默念「4、5、6」，手指放鬆。

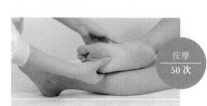

按摩
50 次

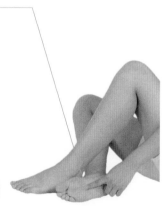